Gracia Gracios
mit Ariane Novel

LiEBE WIE DU WILLST

Das wichtigste, was du über LGBTQIA+ wissen musst – ein Mutmachbuch

riva

Good to know

Alle Namen wurden von der Redaktion geändert.

Kästen mit diesem Symbol beinhalten Tipps und wertvolle Ratschläge für Eltern und Allys.

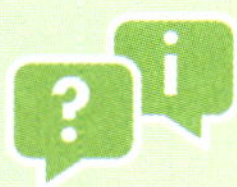

Kästen mit diesem Symbol beinhalten wichtige Begriffe und allerlei Wissenswertes.

Kästen mit diesem Symbol beinhalten sensible Inhalte. Diese können triggern und sind deshalb mit Vorsicht zu lesen. Bitte pass auf dich auf.

Für alle queeren Menschen und unsere Allys
Die einzige Entscheidung, die du treffen musst,
ist, du selbst zu sein.
In Gedenken an alle queeren Menschen,
die von ihren Familien verstoßen oder
diskriminiert wurden und werden.

INHALT

WILLKOMMEN IN UNSERER QUEEREN COMMUNITY

Liebe Leserschaft,

mein Name ist Gracia Gracioso, ich bin Dragqueen, männlich, schwul, Lehrer und Videocreator. Eine wilde Kombination aus Eigenschaften und Identitäten, die für unsere Gesellschaft oft widersprüchlich zu sein scheint. Ob und wie ein solches Leben funktioniert, erzähle ich in diesem Buch. Spoiler: Es war ein langer Weg, bis ich mutig genug war, zu meiner sexuellen Orientierung zu stehen und mich auch im schulischen Kontext zu outen.

Vielleicht bist auch du gerade dabei, dich mit deiner sexuellen Orientierung oder Geschlechtsidentität auseinanderzusetzen, oder kennst eine Person, die du dabei unterstützen möchtest. Es kann ein schwieriger Weg sein, und vielleicht haderst du, weil du kein Verständnis von deinen Mitmenschen erfährst. **Dieses Buch schreibe ich für dich. Ich will dir damit Mut machen und dir das Gefühl vermitteln, dass du deinen Weg finden wirst. Die Welt steht dir offen!**

In diesem Buch erzähle ich auch, wie es mir gelungen ist, als queerer Mensch ein freies Leben zu führen, und welche Schritte für mich dazu nötig waren. Ich erzähle dir, was ich erlebt habe. Da ich in den 1980er- und 1990er-Jahren sozialisiert wurde, als es das Internet noch nicht gab, habe ich vermutlich eine etwas andere Kindheit und Jugend erlebt als du. Auch wenn sich unsere Erfahrungen unterscheiden werden – unsere Gefühle werden das vermutlich eher nicht. Ich möchte dich darin unterstützen, dein Ding durchzuziehen und ein selbstbestimmtes Leben zu führen. Jeder Mensch hat es verdient, genauso zu sein, wie er sich fühlt.

Was ist eigentlich LGBTQIA+?

LGBTQIA+ steht für:

L = Lesbian
G = Gay
B = Bisexual
T = Transgender
Q = Queer und Questioning
I = Intersexual (deutsch für Intergeschlechtlichkeit)
A = Asexual
+ = weitere Sexualitäten und Identitäten (zeigt, dass alles im Wandel ist und noch weitere dazukommen können)

Queer = Mit diesem Begriff werden alle Menschen angesprochen, die nicht heterosexuell sind und deren Geschlechtsidentität nicht binär oder nicht cisgender ist (cisgender = Geschlechtsidentität stimmt mit dem bei der Geburt zugewiesenen Geschlecht überein).

Wenn ich in diesem Buch von queer spreche, meine ich die gesamte LGBTQIA+-Community. Das ist ein toller Schirmbegriff, um alle anzusprechen, die sich nicht in der heteronormativen Struktur* wiederfinden. So, was erwartet dich hier überhaupt?

Im ersten Kapitel gehen wir auf die **Sexualität** ein und stellen uns der Frage, was alles zur **sexuellen Identität** gehört und was **sexuelle Orientierung** ist. Ich erzähle dir, wie mein inneres und äußeres **Coming-out** abgelaufen ist. Welche Ängste mich begleiten haben und wie ich die Gespräche mit meiner Familie und meinem Umfeld erlebt habe.

* Die Erklärung des Begriffs findest du im Glossar. Später werde ich genauer darauf eingehen.

Im zweiten Kapitel beleuchten wir das **Geschlecht** und die **Geschlechtsidentität**. Was ist eigentlich das **biologische Geschlecht** (sex) und was ist das **soziale Geschlecht** (gender)? Warum ist diese Unterscheidung wichtig? In diesem Kapitel erzähle ich auch, warum ich mit den **Geschlechterrollen** haderte und schon als Kind den Drang verspürte, meine weibliche Seite auszuleben.

Nachdem wir festgestellt haben, wie und womit wir uns identifizieren (**Identität**), können wir uns einer **Gemeinschaft** anschließen, die zu uns passt. Darum geht es im dritten Kapitel. Ich erzähle dir, wie ich den Einstieg in die Szene fand und warum sie für mich als Dragqueen so wichtig ist.

Wer sich selbst besser kennengelernt und mit Gleichgesinnten verbündet hat, der ist bereit für die nächste Stufe: **Gefühle**. Wir beschäftigen uns im vierten Kapitel mit dem Spektrum an **romantischen Gefühlen** und **sexuellen Präferenzen** und fragen uns, welche Beziehungsformen es alles gibt. In diesem Kapitel berichte ich, wie ich den Menschen meines Lebens kennengelernt habe.

Doch wie bin ich eigentlich zum **Drag** gekommen? Darum geht es im fünften Kapitel. Ich erzähle dir, wie wichtig der **Ausdruck** für jeden einzelnen Menschen ist – und damit meine ich, dass wir uns so anziehen und zeigen, wie wir sind. Leider spielt hier das Thema **Diskriminierung** auch eine große Rolle, denn wer sich zeigt, macht sich angreifbar. Ich möchte dich stärken und empowern, sodass du dich befähigt und ermächtigt fühlst, ganz du selbst zu sein.

Nach jedem Kapitel gibt es einen **Journaling-Teil** mit Fragen, denen du nachgehen kannst. Sie sollen dir helfen, dich selbst besser kennenzulernen. Mir geht es darum, dich in deinem Prozess zu begleiten, damit du dich wohlfühlst, so wie du bist.

Zeichen setzen

Alle Menschen sind eingeladen, dieses Buches zu lesen, auch nicht queere Menschen. Ich freue mich, dass du dieses Buch in den Händen hältst, damit sendest du ein Zeichen an deine queeren Mitmenschen, übernimmst Verantwortung und zeigst Aktivismus. Ich finde das bewundernswert.

Und jetzt wünsche ich dir viel Spaß beim Lesen!

Deine Gracia

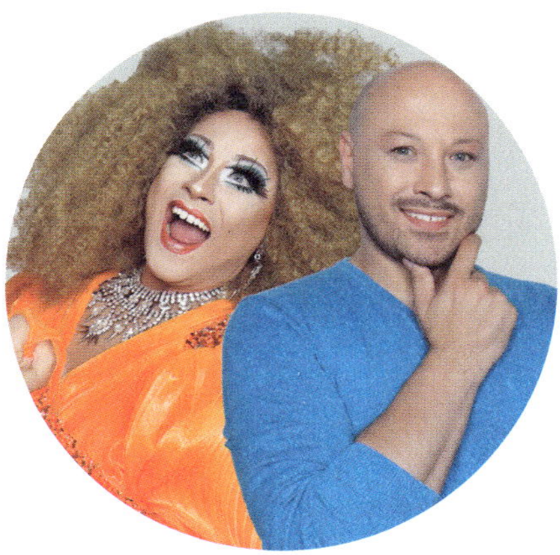

1. KAPITEL

LERNE DEINE SEXUELLE ORIENTIERUNG KENNEN

VON AUFREGENDEN BOULEVARDMAGAZINEN UND SANDKASTEN-BEZIEHUNGEN

Ich bin auf dem Land groß geworden. In dem Dorf, wo ich mit meiner Familie lebte, gab es keine tausend Einwohner*innen und zu der Zeit auch kaum Computer, geschweige denn Internet. Okay, ich will dich nicht gleich am Anfang langweilen, aber damals hatten wir echt nur drei Fernsehprogramme und eine Kugel Eis kostete 50 Pfennige, das sind heute etwa 25 Cent. Und noch etwas: Erste Handys gab es zwar schon, die waren aber so groß wie ein zusammengerolltes Matheheft, und nur die reichsten Menschen konnten sich ein solches Teil leisten. Smartphones waren noch lange nicht erfunden! Deshalb spielte ich wie alle anderen Kinder in meinem Alter mit Lego und Playmobil, bin auf Hügel geklettert, schnitzte an Stöcken – und all das machte mir Spaß. Doch ich bemerkte früh, dass mit mir etwas anders war als bei den Jungs in der Nachbarschaft oder in meiner Klasse.

Ich weiß noch genau, dass ich im Kindergarten, als ich ungefähr vier oder fünf Jahre alt war, so gar keine Lust hatte, schön brav Mittagsschlaf zu halten, wie es eigentlich von uns verlangt wurde. Lieber verlor ich mich in Tagträumen. Meine Eltern hatten mir einen Arztkoffer geschenkt, mit Spritze, Stethoskop und Fieberthermometer, denn natürlich wollte ich wie mein Vater Arzt werden. In meiner Fantasie stellte ich mir vor, wie ich mit der Spritze spielte und Männern in den Popo piekste. Dieses Körperteil fand ich schon damals sehr faszinierend …

Wir sind schon vor der Geburt sexuelle Wesen; Sexualität gehört zum Menschsein dazu wie Apps zum Smartphone.

Das alles spielte sich ab, bevor ich anfing, über meine sexuelle Orientierung nachzudenken oder meine Sexualität bewusst auszuleben. Den Begriff »schwul« kannte ich lange nicht, und ich wusste nicht, dass ich in der Hinsicht anders war als die meisten meiner Schulfreund*innen, auch wenn ich das schon früh ahnte. Heute weiß ich, dass ich schon immer schwul war und das als Kind eher unbewusst auslebte.

An den Wochenenden hatte ich zum Beispiel immer ein besonderes Ritual: Ich stand morgens in aller Frühe, während alle noch schliefen, auf und düste rüber in die Arztpraxis meines Vaters, die mit einer Verbindungstür an unser Haus angegliedert war. Ich schlich mich ins Wartezimmer und wühlte mich durch die vielen Zeitschriften, die dort auslagen. Die Nachrichtenmagazine flogen schnell zur Seite. Besonders gerne mochte ich die bunten Boulevardmagazine, die etwas mehr Haut zeigten als die anderen Zeitschriften. Aufgeregt blätterte ich darin und freute mich darüber, so viele erwachsene Männer betrachten zu dürfen. Heute würde ich durch Instagram scrollen, aber damals musste ich mich mit echtem Papier auseinandersetzen. Es war halt ein anderes Jahrhundert. Heute bestelle ich Bücher, Kleidung und Küchenutensilien im Internet, doch früher gab es tatsächlich Kataloge, die alle Artikel abbildeten, die man bestellen konnte – darin sah ich zum ersten Mal halbnackte Männer und konnte mein Glück kaum fassen! Wenn ich die Fernsehzeitschrift meiner Oma oder die *Brigitte* meiner Mutter las, blieb ich beim Durchblättern manchmal länger hängen – immer, wenn ich Männer mit freiem Oberkörper entdeckte. Unsere Haushaltshilfe fand irgendwann heraus, dass ich heimlich in den Zeitschriften stöberte, und erzählte es meiner Mutter, die ganz panisch wurde – nicht, weil sie es schlimm fand, dass ich mir die Zeitschriften genommen hatte, sondern weil sie die Inhalte des ein oder anderen Magazins für einen Zehnjährigen nicht für angemessen hielt. Sie konnte ja nicht ahnen, dass ich mich genau dafür interessierte!

In meiner Kindheit schwärmte ich allerdings für Mädchen. Auf emotionaler Ebene waren es immer sie, für die ich Gefühle entwickelte. Im Kindergarten war da zum Beispiel Daniela. Wenn Daniela mal an einem Tag im Kindergarten fehlte, war ich bitter enttäuscht. In der dritten und vierten Klasse war ich in Kathrin verliebt. In ihrer Nähe war ich immer sehr aufgeregt und von so starker Sehnsucht erfüllt, dass ich möglichst viel Zeit mit ihr verbringen wollte. Wenn sie keine Zeit für mich hatte oder wir uns gerade erst getroffen hatten, fuhr ich trotzdem mit dem Fahrrad an ihrem Wohnhaus vorbei, vielleicht würde sie mich ja doch sehen und mit mir spielen.

Heute weiß ich, dass es kein Verliebtsein im eigentlichen Sinne war, sondern es sich eher um sehr innige Bindungen und Freundschaften zu einem anderen Menschen außerhalb der eigenen Familie handelte.

Ich verspürte sogar das Bedürfnis, Kathrin zu küssen. Als es dazu kam, erwischte uns ihre jüngere Schwester und lachte herzlich über uns. Die Situation – auch mit Kathrin – fühlte sich komisch an, und mir war gleich klar, dass ich sie nie mehr küssen würde. Derlei Gefühle für Jungs kamen erst Jahre später. Wenn ich mein erwachsenes Leben in Form von Tagträumen durchspielte, stellte ich es mir immer in etwa so vor: »Kathrin ist meine Freundin, die werde ich irgendwann heiraten!« Davon war ich fest überzeugt.

Was alles zu einer Beziehung oder Ehe gehört, davon hatte ich damals natürlich keine Vorstellungen – als Zehnjähriger ist das ja kein Wunder. Und von der Erkenntnis, dass ich nicht unbedingt ein Mädchen an meiner Seite brauche, um glücklich zu sein, war ich noch meilenweit entfernt.

Gracias Goldene Regel

Man geht im Leben sehr unterschiedliche Bindungen ein, die familiärer, romantischer, freundschaftlicher, partnerschaftlicher oder sexueller Natur sein können. Manchmal überschneiden sie sich, manchmal verlieren sie sich, manchmal verändern sie sich.

Woran ich mich gut erinnere, sind die Momente nach dem Schwimmunterricht beim DLRG, den ich im Alter von neun bis zwölf Jahren hatte. In den Sammelumkleiden der Jungen hatte ich die Möglichkeit, meinen Voyeurismus ausgiebig auszuleben – ich guckte, wer schon Intimhaare hatte, wer noch nicht? Männer, die welche hatten, fand ich viel interessanter. Erst mit 13, 14 entwickelte ich langsam das Bedürfnis, einen Jungen zu küssen, auch wenn ich mich nicht in sie verliebte.

Das erste peinliche Erlebnis in Bezug auf meine Sexualität – an das ich mich erinnern kann.

Mit 13 Jahren besuchten wir mit der Schule während eines Wandertags ein Museum, in dem es um die Geschichte des Altertums ging. Überall standen griechische Statuen – also männliche griechische Statuen –, die ich mir ganz genau ansah. Ich folgte einem natürlichen Impuls, den ich nicht weiter hinterfragt hatte. Plötzlich hörte ich hinter mir ein Lachen. Moment mal, das galt doch mir! Ein Junge hatte mich entdeckt, während ich eine Statue betrachtet hatte – besonders den hinteren Teil! »Till schaut sich den Hintern von ’nem Typen an!«, rief er dann auch noch laut, worauf natürlich die anderen ebenfalls in sein Gelächter einstimmten. Tja, meine Strategie – den interessierten Blick ganz »zufälligen« auf das Hinterteil zu lenken – war wohl nicht so erfolgreich. Großartig schlimm war das für mich zum Glück nicht. Eher fühlte ich mich peinlich berührt, so als hätte man mich beim

Kekse klauen erwischt. Trotzdem hatte ich danach das Gefühl, dass ich in Zukunft mehr aufpassen musste.

Die Konsequenz war: Verstell dich, folge nicht dem, was dich interessiert und anspricht, sondern mach, was von dir erwartet wird.

Ich wollte nicht negativ auffallen, was bei Pubertierenden eine natürliche Reaktion ist. Man mag es kaum glauben, aber meine Devise lautete damals: Schwimm mit der großen Masse mit. Dabei fiel ich mit meinem Verhalten durchaus auf, was den Teufelskreis noch verstärkte: Ich wollte nicht auffallen, verstellte mich, fiel dadurch aber wiederum auf. Und so weiter.

Mit zwölf Jahren trennten sich meine Eltern, und ich zog mit meiner Mutter, meiner Schwester Inka und meinem Bruder Bernd nach Mainz. Plötzlich war die Quelle meines »erotischen Materials« versiegt – ich hatte keinen Zugang mehr zu den Zeitschriften aus der Arztpraxis meines Vaters. Also musste ich mir neue Quellen suchen, weshalb ich mich öfter in Tankstellen herumtrieb. Mit dem Fahrrad fuhr ich zu einer, die so weit entfernt lag, wie es nur ging – möglichst weit weg von meinem Zuhause.

WAS IST EIGENTLICH SEXUALITÄT?

Als Kind fühlte ich mich auf sozialer Ebene mit Mädchen verbunden, während ich jedoch bald bemerkte, dass ich auf körperlicher Ebene Männer interessanter fand. Ich brauchte einige Zeit, bis ich das erkannte und mir eingestehen konnte. Vielleicht kommt dir das bekannt vor. Zu welchem Geschlecht man sich hingezogen fühlt, ist ein Teil deiner Sexualität und gehört zu deiner sexuellen Identität. Doch was ist Sexualität genau? Viele meinen ja, dass Sexualität und Sex ungefähr das Gleiche sind – kommt dir der Gedanke bekannt vor?[1] Das stimmt so nicht ganz, denn Sexualität ist etwas viel Umfassenderes als der geschlechtliche Akt. Sexualität gehört zu den Grundbedürfnissen aller Menschen und entwickelt sich beim Baby sogar schon vor der Geburt.

Sexualität gehört zu den physiologischen Bedürfnissen, weil sie die Erfahrung von körperlichen Berührungen, dem Identifizieren mit

Verschiedene Bedürfnisse

Hast du schon einmal von der **Bedürfnispyramide** gehört? Ein Psychologe namens Abraham Maslow (1908–1970) beobachtete die Menschen und stellte fest, dass es unterschiedliche Bedürfnisse[2] gibt:

- **Physiologische Bedürfnisse:** essen, trinken, schlafen, Berührungen, körperliches Wohlbefinden, ein Dach über dem Kopf haben
- **Sicherheitsbedürfnis:** materielle Grundsicherung (= finanzielle Sicherheit), Familie (= soziale Sicherheit), Wohnung (= körperliche Sicherheit)

- **Soziale Bedürfnisse:** kommunizieren, unterschiedliche Beziehungen eingehen, sich austauschen, sich zugehörig fühlen, sich gegenseitig unterstützen, sexuelle Intimität, Zuneigung, Liebe
- **Individualbedürfnisse:** Vertrauen und Wertschätzung erfahren, Selbstbestätigung, Erfolg, Freiheit und Unabhängigkeit
- **Selbstverwirklichung:** sich selbst ausdrücken, kreativ sein, Talente und Potenziale entfalten, das Leben aktiv gestalten und ihm einen Sinn geben

Ich stelle es mir ungefähr so vor: Unsere Aufgabe im Leben besteht darin, kontinuierlich dafür zu sorgen, dass unsere Bedürfnisse auf allen Ebenen befriedigt werden. Es ist okay, wenn mal eine Zeit lang ein Bedürfnis nicht befriedigt wird, weil gerade andere Vorrang haben. Sobald diese Bedürfnisse »abgearbeitet« sind, darf ein anderes in den Vordergrund rücken. Wer zum Beispiel eine neue Wohnung sucht und umzieht, muss erst sein Sicherheitsbedürfnis erfüllen, bevor er sich in der Einrichtung der Wohnung kreativ entfalten oder seine Karriere vorantreiben kann.
Deine Bedürfnisse sind so etwas wie eine unsichtbare To-do-Liste deines Körpers und deiner Psyche.

unserem körperlichen Geschlecht und dem Ausdruck davon ist. All das ist grundlegend wichtig für eine psychische, emotionale und körperlich gesunde Entwicklung. Die Weltgesundheitsorganisation (WHO) beschreibt Sexualität so:

»Sexualität schließt das biologische Geschlecht, die Geschlechtsidentität, die Geschlechterrolle, sexuelle Orientierung, Lust, Erotik, Intimität und Fortpflanzung ein. Sie wird erfahren und drückt sich aus in Gedanken, Fantasien, Wünschen, Überzeugungen, Einstellungen, Werten, Verhaltensmustern, Praktiken, Rollen und Beziehungen. Sexualität wird beeinflusst durch das Zusammenwirken biologischer, psychologischer, sozialer, wirtschaftlicher, politischer, ethischer, rechtlicher, historischer, religiöser und spiritueller Faktoren.«[3]

UND WAS GENAU IST SEXUELLE ORIENTIERUNG?

Die **sexuelle Orientierung** ist so etwas wie die andere Seite der Medaille der Sexualität. Die **sexuelle Orientierung** bezieht sich auf das Geschlecht des Menschen, von dem man sich romantisch und/ oder sexuell angezogen fühlt.[4] Soweit man weiß, sind Gene, Hormone und Hirnstrukturen für ihre Entwicklung verantwortlich, wie sie aber genau ausgeprägt wird, ist wissenschaftlich nicht bekannt.[5]

Die sexuelle Orientierung und die Geschlechtsidentität – auf die wir später ausführlich eingehen werden – sind zwei unterschiedliche Dimensionen der Identität, und in der Regel ist es so, dass die sexuelle Orientierung bei Menschen gleich bleibt. Es kann auch sein, dass sie sich erst im Laufe des Lebens zeigt oder du erst spät erkennst, in wen du dich eigentlich verliebst und/oder von wem du dich sexuell angezogen fühlst.

Ich habe schon früh gemerkt, dass ich Männer toll finde. Gedanken habe ich mir darüber nicht gemacht. Meine Homosexualität ist kein Ergebnis von Erziehung oder einer bestimmten Entwicklung – ich bin so auf die Welt gekommen und sie ist ein Teil meiner Identität und Sexualität.

Vielleicht fühlst du dich durch die Flut an Möglichkeiten unter Druck gesetzt oder denkst, du müsstest auf Knopfdruck wissen, in welche Richtung es bei dir geht. Nein. Lass dir Zeit. Das habe ich auch getan. Ich kann dir versichern, dass du immer Mittel und Wege finden wirst, Sexualität zu erfahren – sodass es zu deinem Wesen und Körper passt. Die Reise dahin ist vielleicht nicht immer einfach, und im Folgenden kannst du lesen, wie auch ich umherirrte, bis ich mich gefun-

Sexualitäten

Die Sexualität ist sehr vielfältig, so vielfältig wie wir Menschen es sind. Derzeit gibt es folgende Sexualitäten: Vielleicht erkennst du dich in einer wieder?[6]

Heterosexualität: Menschen, die sich vom anderen Geschlecht angezogen fühlen.
Homosexualität: Menschen, die sich vom gleichen Geschlecht angezogen fühlen (auch genannt gay, lesbisch, schwul).
Bisexualität: Menschen, die sich vom gleichen und anderen Geschlecht angezogen fühlen. Wird vornehmlich im binären System verwendet.
Omnisexualität: Menschen, die sich von allen Geschlechtern angezogen fühlen. Sie haben keine Präferenz für ein bestimmtes Geschlecht.
Polysexualität: Menschen, die sich zu mehreren, aber nicht allen Geschlechtern hingezogen fühlen.
Ceterosexualität: Menschen, die sich zu trans und/oder nicht binären Personen hingezogen fühlen (dieses Label wird von manchen trans Personen kritisch gesehen, weil sie auf das Merkmal reduziert werden, trans zu sein).
Spectrasexualität: Menschen, die sich von Personen angezogen fühlen, die sich auf einem Spektrum befinden. Zum Beispiel Frauen und nicht binäre Personen.
Pansexualität: Menschen, die sich zu allen Geschlechtern angezogen fühlen, für sie basiert die Anziehung nicht auf dem Geschlecht einer Person.

den habe. Lass dich nicht beirren, es wird alles gut. Irgendwann ist der Moment gekommen, an dem du sagen kannst: Jetzt fühlt es sich stimmig an.[6]

Sexualität ist für viele Menschen ein sehr großer, wichtiger Aspekt. Das ist in Ordnung, das darf und soll auch so sein. Gerade wenn man erwachsen wird, ist es biologisch und hormonell bedingt, dass Sexualität im Vordergrund steht und du dich intensiv mit ihr auseinandersetzt. Im Laufe des Lebens kann dieser Aspekt in den Hintergrund rücken oder einfach so mitlaufen, als etwas, das zwar wichtig ist – aber come on, es gibt auch anderes im Leben.

Gracias Goldene Regel

In der Regel wirst du im Laufe deines Lebens kein rein sexueller Mensch sein. Die Sexualität wird nicht immer nur im Vordergrund stehen.

DIE VERBOTENEN BRIEFE

Als ich einen neuen Weg fand, mir die begehrten bunten Zeitschriften zu besorgen, entdeckte ich die Rubrik »Er sucht ihn«. Ich schaute mir die Inserate vor allem nach den Altersangaben an. Es war so spannend! Ob ich jemanden fand, der etwa in meinem Alter war? Diese Anzeigen ließen mich nicht los, und ich wollte unbedingt mehr herausfinden. Trotzdem traute ich mich nicht, auf ein Inserat zu antworten. Ich war so grün hinter den Ohren, ich wusste ja gar nichts! Wer steckte überhaupt hinter solchen Inseraten? Natürlich hatte ich Angst. Offensichtlich waren es erwachsene Männer, die diese Anzeigen geschaltet hatten. Ich brauchte also einen anderen Plan. Da mein Wunsch, jemanden kennenzulernen, so groß war, überwand ich mich und gab selbst eine Anzeige auf, mit gerade mal knapp 15. Der Text bestand nur aus wenigen Worte, da jeder einzelne Buchstabe Geld kostete. Angabe zu Alter, Größe und Gewicht waren bei allen Anzeigen üblich, ich gab noch den Wohnort an, und entschied, dass das Wort »diskret« drinstehen musste. Ich war ja ungeoutet.

Closeted (in the closet, deutsch: im Kleiderschrank) bedeutet, seine sexuelle Orientierung oder Geschlechtsidentität zu verstecken. Eine Studie von 2019 belegt, dass weltweit 83 Prozent der queeren Menschen ihre sexuelle Orientierung nicht offenlegen.[7] Schockierend, nicht wahr?

Bei meinem Alter musste ich schummeln, da man mit 15 noch keine Anzeige aufgeben durfte. Mich als 16 auszugeben, empfand ich als vertretbar … Die Sache war für mich insgesamt recht safe: Die Anzeige bekam eine Chiffre-Nummer und die Rückmeldungen wurden in der

Redaktion gesammelt und an mich weitergeleitet. Mein Name und erst recht meine Adresse tauchten nirgends auf.

Das Inserat erschien zwar in der nächsten Ausgabe, ich musste dennoch knapp vier Wochen warten, bis genügend Antworten gesammelt worden waren. Als der erste Umschlag kam, enthielt er super viele Briefe, auch welche mit Bildern, die ich nicht unbedingt hätte sehen müssen: Da war ein älterer Herr, der sich in einer superhässlichen Unterhose auf dem Bett räkelte, einer trug gar keine Unterhose! Als ob es mir darum ging, wer den schönsten hat … Heute ist das noch viel extremer – kaum öffnet man eine Gay-App, schwupps, kann man von einem Genital überrascht werden. So war das damals noch nicht.

Gay-Apps sind Dating-Apps für homosexuelle Menschen. Heute gibt es zum Beispiel *Grindr* oder *GayRomeo*. Bei den Apps *OkCupid*, *Bumble* oder *Tinder* kann man seine sexuelle Orientierung und auch Geschlechtsidentität im Profil hinterlegen, um passende Matches zu finden.

Als ich die Briefe sichtete, fiel mir ein Brief besonders auf – und zwar, weil er so herrlich gewöhnlich war. Ich fand auch gut, dass der Mann im Vergleich zu den anderen noch etwas »jünger« war, gerade mal Anfang 20. Er hieß Carsten und die Kontaktaufnahme war wirklich spannend! Ich habe ihm natürlich schnell geantwortet, und so kam es

Sexuelle Belästigung !

Wer ungefragt Bilder von seinen Geschlechtsteilen verschickt, macht sich strafbar. Falls dir so etwas passiert, kannst du den/die User*in blockieren und diese Straftat jederzeit bei der Polizei zur Anzeige bringen.

zu einem Austausch, und wir schickten uns Briefe hin und her. Es kann gut sein, dass ich ihn mal von einer Telefonzelle aus anrief, denn so einfach wie heute ging die Kommunikation damals noch nicht. Heute kann man über WhatsApp oder einem anderen Messenger-Dienst direkt an die auserwählte Person Nachrichten schreiben. Das war zu meiner Zeit als Teenager in den 1990er-Jahren viel komplizierter, weil man im Zweifel erst Mutter, Vater, Bruder oder Schwester an der Strippe hatte, bevor der Auserwählte ans Telefon kam – ich hatte jedes Mal einen halben Herzinfarkt vor lauter Aufregung. Jedenfalls hielten wir Kontakt, und nach ein paar Telefonaten kam es recht schnell zu einer Verabredung.

Wir trafen uns in der Mainzer Innenstadt, und ich hatte mich chic gemacht: Ich trug ein weißes Hemd mit weißen Jeans, helle Schuhe und stylte mir die Haare (ja, damals hatte ich noch Haare auf dem Kopf …). Ich war sehr nervös! Hinzu kam, dass ich keine Ahnung hatte, wie er aussah, es war ein richtiges Blind Date. Weil er genauso ängstlich war wie ich, hatte er mir gar nicht erst ein Bild geschickt.

Als wir uns dann auf einem gut besuchten, öffentlichen Platz erkannten, wir hatten uns auf ein Erkennungsmerkmal – eine Sonnenbrille im Knopfloch – geeinigt, waren wir beide super unsicher. Wir irrten ohne Plan durch die Stadt und suchten uns schließlich ein Café, das mitten in der Fußgängerzone lag – oh Mann, was war ich naiv! Und natürlich musste es so kommen, wie es kam: Während Carsten und ich anfingen, uns zu unterhalten, scannte ich immer wieder mein Umfeld ab und konnte kaum glauben, wen ich plötzlich erblickte! Meine Mutter. Wir wohnten zu der Zeit im Speckgürtel von Mainz und sie arbeitete auch nicht in der Stadt, dieses Szenario war also alles andere als erwartbar … Wieso musste sie ausgerechnet an diesem Tag in die Stadt fahren und genau in dem Moment an dem Café vorbeigehen, in dem ich mein allererstes Date mit einem schwulen Mann hatte? Natürlich hatte nicht nur ich sie entdeckt, nein, auch sie entdeckte mich. Sie winkte mir zu, kam zu uns – und setzte sich unaufgefordert mit an den Tisch. Mir ist das Herz in die Hose gerutscht, als wir anfingen, unverfänglich zu quatschen. Meine Mutter machte sich offensichtlich keine Gedanken darüber, welche Situation sie gerade gecrasht hatte. Nach ungefähr zehn Minuten zog sie von dannen und ging unbekümmert ihren weiteren Besorgungen nach.

Ich kann mich dafür umso besser daran erinnern, denn das war auch der Tag, an dem ich meine erste körperliche Erfahrung machte. Es passierte allerdings nicht in der Stadt oder auf irgendeiner Toilette. Nachdem wir ein bisschen gequatscht hatten und ich die Begegnung mit meiner Mutter verdaut hatte, beschlossen wir, mit Carstens Auto raus in die Felder zu fahren. Wir fühlten uns zwischen ein paar Bäumen und Sträuchern am Feldesrand unbeobachtet und küssten uns. Wir haben uns auch angefasst, aber weil ich so nervös war, ging bei mir körperlich nicht so viel – ich bekam keine Erektion. Ich konnte es zwar genießen, aber es war zu aufregend für mich und mein Herz klopfte bis zum Anschlag, was Carsten nicht entging. Er versuchte, mich mit Worten zu beruhigen, aber das brachte uns auch nicht weiter.

»Wo kommen denn diese Grasflecken her?«, fragte mich meine Mutter am Abend, als ich ziemlich aufgewühlt nach Hause kam. Oh shit! Meine weißen Jeans waren vom Gras ganz besudelt! »Ach ja, na ja, ich bin blöd hingefallen«, stotterte ich und wartete darauf, dass sie mich auf meine Begleitung aus dem Café ansprach. Doch nichts kam. »Das war übrigens Carsten in dem Café«, ergriff ich also die Initiative. »Unser Theaterlehrer! Wir haben uns zufällig in der Stadt getroffen.« Sie hörte mir zu und nickte nur. War es also in Ordnung für sie? Ahnte sie etwas? Wenn ich sie heute auf diese Situation anspreche, kann sie sich nicht einmal daran erinnern! Aus meiner heutigen Sicht als Lehrer würde ja nie privat mit einem/-r Schüler*in einen Kaffee trinken gehen, aber für meine Mutter schien das wohl in Ordnung gewesen zu sein, denn sie hinterfragte die Geschichte nicht weiter.

Das war mein erstes Aufeinandertreffen mit einem schwulen Mann. Für mich ist diese Episode insofern wichtig, als mir bewusst wurde, dass ich mich von meinen Brüdern und Freunden unterschied und ich diese Seite an mir ausleben wollte – aber ich hatte ziemliche Angst davor, dass es andere mitbekamen. Woher das kommt, ist sehr schwierig festzumachen, denn meine Mutter oder jemand anderes in meiner Familie hatte mir nie das Gefühl gegeben, ich müsste Angst davor haben, so zu sein, wie ich bin.

Mit Carsten hatte ich dann auch zum ersten Mal so etwas wie Sex, wir machten miteinander rum. Beim nächsten Mal holte er mich mit seinem Auto ab, und wir suchten uns im Wald ein nettes Plätzchen, wo uns garantiert keine Spaziergänger*innen hätte überraschen können. Das war sehr aufregend und schön, doch im Rückblick kann ich nicht genau sagen, ob ich die Situation an sich genossen hatte oder Carsten wirklich gut fand. Ich hatte ein Gefühl von Verliebtsein, und so ging unser Austausch weiter. Wir schrieben uns Briefe und Postkarten, die wir in Briefumschläge steckten, damit sie niemand lesen konnte – denn auch er war zu jenem Zeitpunkt nicht geoutet. Dann stand der Sommerurlaub vor der Tür und meine Großeltern nahmen meine Schwester und mich mit nach Ostdeutschland. Das war im Jahr 1995, ein paar Jahre nach der Wende, und ich war gerade 15. Wir ergriffen die Gelegenheit, die Gegend zu erkunden. Während wir also in einem Schloss in Oberkotzau wohnten und in Seen schwammen, tagträumte ich von Carsten und schrieb ihm weiter Briefe und Postkarten.

Als ich nach diesen zwei Wochen der Sehnsucht nach Hause kam, hatte ich erwartet, Antworten von Carsten vorzufinden – doch da war nichts. Gähnende Leere. Ich hatte ihn genau zwei Mal getroffen, und dann nie wieder (mal abgesehen von einem zufälligen Treffen zwanzig Jahre später auf einer Party).

Doch was am Tag der Heimkehr passierte, das hatte ich nicht erwartet: Es war ein zweiter Umschlag mit gesammelten Briefen als Antwort

Deine Privatsphäre

Es gibt nicht ohne Grund das Briefgeheimnis: Es gehört zu den grundlegenden Rechten eines jeden Menschen, egal welchen Alters, dass seine privaten schriftlichen Mitteilungen geschützt werden. Und das gilt auch für Chatverläufe, E-Mails und Textnachrichten! Niemand hat das Recht, in fremde Privatsphären einzudringen.

auf meine Kontaktanzeige angekommen. Diesmal kam es auch etwas anders als beim ersten Mal, denn meine Mutter hatte diesen für mich sehr wichtigen Umschlag abgefangen und geöffnet.

Meine Mutter hatte dieses Recht nicht beachtet – und einen ordentlichen Schock bekommen: Neben Porträtbildern fand sie auch Nacktaufnahmen. Also erwartete mich nach der Rückkehr aus dem Urlaub keine Post von Carsten, sondern eine Ansage von meiner Mutter.

»Was ist das?«, fragte sie mich scharf, während sie mir die Briefe unter die Nase hielt und nach Worten rang. »Das sind keine Briefe für einen 15-jährigen Jungen und auch keine Bilder für einen 15-jährigen Jungen. Das ist nichts für dich. Wo kommt das her? Warum steht da dein Name auf dem Briefumschlag?«, bombardierte sie mich.

Ich hatte mir schon beim Aufgeben der Anzeige überlegt, wie ich in einem solchen Fall reagieren würde, trotzdem war ich aufgeregt. »Das muss jemand in meinem Namen gemacht haben«, stammelte ich. »Vielleicht ist das ein schlechter Scherz von ’nem Typen aus der Schule … Ich weiß von nichts … Ich habe keine Anzeige aufgegeben.« Der Blick meiner Mutter wurde weicher, und es war offensichtlich, dass sie meine Geschichte schluckte.

Die erste sexuelle Erfahrung, die ich mit einem Mann hatte, war mit unheimlich viel Herzklopfen, unheimlich viel Angst und unheimlich viel Panik verbunden, auch weil alles heimlich passieren musste. Die größte Angst, die mich begleitete, war, dass es irgendjemand rausbekam. Ich konnte mir nicht vorstellen, was passieren würde, wenn es durchgesickert wäre. Bewusst hatte niemand aus meiner Familie oder aus meinem engeren Freundeskreis diesbezüglich Druck aufgebaut. Es war eine innere Sache.

Und dann wurde ich auch noch geghostet! Dieses Wort gab es zu meiner Zeit natürlich noch nicht und darüber hinaus hatte ich ja keine Erfahrung. Ich wusste gar nicht, dass es möglich war, ohne ein Wort zu verlieren, abzutauchen!

Fails beim Dating

Beim Daten kann dir leider allerhand passieren, hier erkläre ich dir die wichtigsten Red Flags, auf die du achten solltest:

Ghosting: Der Mensch, den man gerade datet, verschwindet spurlos. Ohne erklärende oder verabschiedende Worte verschwindet er von der Bildfläche. Das ist oft sehr schmerzhaft und verletzend. Besser ist es, eine kurze Nachricht zu hinterlassen, dass man das Treffen schön fand, aber kein Interesse an einem weiteren Date hat.
Benching: Man wird quasi auf die Ersatzbank gesetzt: Das Date meldet sich immer mal wieder und schürt Hoffnung, dass sich etwas entwickeln könnte. Diese Absicht hat diese Person zwar nicht, doch es will sich die Option offenhalten, dass sich etwas entwickeln könnte.
Breadcrumbing: Hier werden immer wieder Brotkrumen gereicht, jedoch ohne echte Absicht dahinter, die Beziehung weiter zu vertiefen. Immer mal wieder eine liebe WhatsApp-Nachricht, Likes auf deinen Social-Media-Profilen, gut klingende Pläne, doch am Ende verpufft alle Hoffnung.
Mosting: Erst überschüttet dich dein Date mit Aufmerksamkeit, dann ghostet es dich.

Ich war davon überzeugt, dass Carsten etwas passiert sein musste. Es lief ein heftiges Kopfkino ab, und ich stellte mir alle möglichen Katastrophenszenarien vor: Hatte er einen Autounfall, war er krank, war ihm etwas anderes passiert? Damals kannte ich die schwule Szene noch nicht, vor allem wusste ich nicht, dass Schnelllebigkeit ein großes Thema ist. Wie sollte ich auch, ich war 15 Jahre alt und hatte gerade meine erste sexuelle Erfahrung gemacht. Ich hatte Gefühle und war davon ausgegangen, dass er auch mehr von mir wollte. Zwischen Körperlichem und Emotionalem konnte ich noch nicht unterscheiden und ich fragte mich immerzu, warum er sich nicht mehr meldete. Erst im Laufe der Zeit konnte ich meinen Frieden damit schließen. Nachdem ich weitere Erfahrungen gesammelt hatte, konnte ich mir zusammenreimen, dass er wahrscheinlich keinen Bock mehr gehabt oder jemand anderen kennengelernt hatte. Wie auch immer – es war nicht fair und hatte mich sehr verunsichert.

Im Nachhinein blicke ich mit gemischten Gefühlen auf dieses Erlebnis – da ich mich mit 15 juristisch gesehen im Schutzalter befand und er deutlich älter war, hätte es sogar juristische Konsequenzen für Carsten haben können. Für mich war es jedoch der einzige Weg gewesen, meine Sexualität zu erkunden und auszuprobieren, ob gleichgeschlechtlicher Sex das Richtige für mich war. Die Situation ist kompliziert. Trotzdem hätte ich es immer wieder genauso gemacht.

Zwanzig Jahre später ist er mir auf einer Schwulenparty in Mainz begegnet. Als ich ihn entdeckte, sprach ich ihn an. Etwas perplex musste ich feststellen, dass die Begegnung mit ihm ein wichtiges Erlebnis für mich war, während er sich bloß dunkel an mich erinnern konnte. Er war der erste Mann in meinem Leben, ich kam bloß als Randnotiz in seinem vor.

Ich redete mir ein, bisexuell zu sein, und war inzwischen eine Beziehung zu Helena eingegangen, einem Mädchen aus meiner Parallelklasse. Wir teilten schon einige Zeit einen gemeinsamen Freun-

Erste Erfahrungen

Denkt dran, dass es bei vielen Jugendlichen so ist, gerade beim ersten Mal Sex. Der/die eine hat möglicherweise mehr Gefühle als der/die andere entwickelt. Das ist nachvollziehbar und kommt oft vor. Mit dir als Menschen hat das zunächst nichts zu tun. Falls du eine ähnliche Erfahrung gemacht hast, kannst du im Moment das Verhalten des anderen vielleicht nicht nachvollziehen, doch es gehört zum Erwachsenwerden dazu, diese Erfahrungen zu sammeln und von ihnen zu lernen. Die beste Strategie ist, zu versuchen zu verstehen, was passiert ist und es am Ende zu akzeptieren.

deskreis. Ich fand sie bildhübsch und ihren Körper wahnsinnig ästhetisch. Als sie die erste Zeit noch nicht bereit war, sich auf gemeinsame Körperlichkeiten einzulassen, war ich erleichtert. Ich dachte, der Kelch sei an mir vorbeigegangen. Mit der Zeit entwickelte sich unsere Beziehung weiter, was für mich schließlich zu einem inneren Konflikt führte. Trotz meiner starken Gefühle für Helena konnte ich mich körperlich nicht so auf sie einlassen, wie sie es sich gewünscht hätte.

Als ich spürte, dass Helena bereit für mehr war, habe ich mir Tipps bei meiner Mutter abgeholt. Ich wollte erfahren, wie ich Helena verwöhnen konnte, und dachte, dass ich sie auf diese Weise glücklich machen könnte. Mit Babyöl bewaffnet und dem Plan, sie zu massieren, zog ich in meine persönliche Schlacht. An einem Abend während unseres gemeinsamen Urlaubs im Schwarzwald hatten wir es uns gemütlich gemacht, also massierte ich sie, so, wie ich es mir vorgenommen hatte. Ich merkte, wie sie sich im Gegensatz zu mir allmählich entspannte und bald hörte ich gleichmäßiges Atmen. Helena war eingeschlafen und ich unglaublich erleichtert. Es gab später noch einige weitere Situationen, und es hatte sich auch körperlich etwas bei mir geregt, doch mit Genuss hatte das wenig zu tun.

Für mich gab es keinen anderen Ausweg, als die Beziehung zu Helena zu beenden. Es war zu jener Zeit äußerst ungewöhnlich, dass wir als Teenager schon anderthalb Jahre zusammen waren. Aber ich bin nun mal ein Beziehungsmensch – ich hing sehr an ihr, als Mensch mochte und mag ich sie so gerne. Ich musste einsehen, dass es für mich nicht funktionierte und ich es drehen und wenden konnte, wie ich wollte. Es war ein schwerer Schritt, mir das einzugestehen. Als ich die Beziehung beendet hatte, war Helena fix und fertig, und ihre Reaktion auf meine Trennung brach mir das Herz. Doch es ist mir gelungen, es wiedergutzumachen.

Als ich mich zwei Jahre später auch vor ihr geoutet habe, konnte ich ihr sagen: »Hör zu, du warst und wirst immer die einzige Frau in meinem Leben sein.« Ich konnte sehen, wie ihr das schmeichelte, und auf diese Weise konnten wir eine Freundschaft aufbauen, die noch heute hält. Vier Jahre nach unserer Trennung wurde ich sogar ihr Trauzeuge.

Ich musste diese Erfahrung machen. Auch wenn es schmerzhaft war, bin ich froh, dass ich diese Erfahrung mit Helena teilen durfte.

Als ich mit ihr abgeschlossen hatte, rückte das Bedürfnis nach einem männlichen Körper wieder mehr in meinen Fokus. Männer wurden wieder ein Thema.

Nach der Trennung von Helena bin ich mal mit Freund*innen am Wochenende nach Frankfurt gefahren. Als ich in einem Café ein Schwulenmagazin entdeckte, steckte ich es heimlich ein. Zu Hause blätterte ich darin und blieb wieder bei der Rubrik »Er sucht ihn« hängen. Eine dieser Anzeigen fand ich so interessant, dass ich sie nicht mehr vergaß. Sie veranlasste mich sogar dazu, diesmal einen anderen Schritt zu gehen: Ich habe mich getraut, selbst auf die Anzeige zu antworten. Der Typ gab an, 29 Jahre alt zu sein und ich war nun 18, das erschien mir okay. Ein Flugbegleiter namens Walter, der dann auch noch sympathisch und attraktiv war, wie ich bei unserem ersten Treffen feststellen durfte. Wir trafen uns über ein halbes Jahr alle paar Wochen, und ich genoss es, mit ihm Zeit zu verbringen. Mit ihm ging ich zum ersten Mal in Frankfurt in eine Gay-Bar, er erzählte mir von seinem offen schwulen Leben und nahm mich auch mal in den Arm.

Eine **Gay-Bar** war früher eine Location für schwule Männer. Heute sind dort auch queere oder queerfreundliche Menschen willkommen. Reine Lesben-Bars gibt es hingegen kaum oder gar nicht und wenn dann nur in großen Städten.

Fasziniert von seinem Wesen und seiner Optik beschloss ich, dass ich das Ganze vorantreiben musste. Ich wollte, dass auch körperlich etwas ging. Nachdem ich mich bei Helena körperlich eher unwohl gefühlt hatte, merkte ich nun, dass ich bei Walter wirklich Lust verspürte. Ich war jedes Mal so aufgeregt, wenn wir uns trafen, und nahm Gefühle wahr, die ich bei Helena so nicht gehabt hatte.

Für mich war es ein großer Schritt, in die Offensive zu gehen. Doch direkt zu Beginn musste ich eine Enttäuschung hinnehmen, denn nach meinen Annäherungsversuchen gab Walter mir zu verstehen, dass ich nicht der Typ Mann sei, mit dem man einfach mal so ins Bett stieg. Walter war eher nach einer schnellen Nummer aus. Er ging sehr respektvoll mit mir um, und seine Worte taten mir gut, auch wenn es nicht das war, was ich hören wollte.

Mir ist klar geworden, dass ich mich nicht anders geben musste, als ich war.

Diese Erkenntnis war für mich entscheidend: Ich begann, positive Gefühle mit meiner Sexualität zu verbinden. Nachdem es sich einige

Jahre hinzog, ging es dann doch recht schnell, denn damit war mein inneres Coming-out abgeschlossen. Ich habe mir eingestanden, dass ich homosexuell bin, und plötzlich hatte ich keine Angst mehr, sollte ich »erwischt« werden oder sollte meine Homosexualität herauskommen. Mein inneres Coming-out hat drei, sogar fast vier Jahre gedauert.

Als ich diesen Prozess abgeschlossen hatte, war ich mitten im Abiturstress. Mir war noch nicht danach, meine neuesten Erkenntnisse in die Welt hinauszutragen, weil ich mit ganz anderen Dingen beschäftigt war. Hinzu kam aber noch eine delikate Situation: Ich war auf einer katholischen Ganztagsschule. Ich hatte Angst, dass mein Abitur in Gefahr sein könnte, wenn ich mich outete.

Allerdings fühlte ich mich nicht ganz allein. An unserer Schule gab es Herrn Roß, einen Lehrer, von dem viele wussten, dass er homosexuell war und mit einem Mann zusammenlebte. Seine Sexualität wurde nicht groß thematisiert, und da er unser Lehrer war, hatte ich auch ein Gefühl dafür, wie er als Mensch war, und so wurde er zu meinem Vorbild. Zu wissen, dass man auch als schwuler Mann ein gewöhnliches Leben führen konnte – überhaupt leben konnte, hat mir gutgetan. Damals hatte ich keine Vorstellungen davon, wie mein Leben zukünftig aussehen würde. Ich fragte mich schon, wie ich als schwuler Mann überhaupt ein Leben gestalten konnte. Allein die Existenz von Herrn Roß hat mir während dieser großen inneren Stürme etwas Ruhe vermittelt. Ich konnte ja sehen, dass er nicht gemobbt wurde oder unbeliebt war, im Gegenteil: Er war sogar unser Vertrauenslehrer. Das bedeutete allerdings nicht, dass ich mich ihm gegenüber hätte öffnen wollen. Meine Probleme habe ich mit mir selbst ausgemacht, und mich einem Lehrer zu offenbaren, ihm zu sagen, dass ich schwul bin, davor hatte ich zu große Angst. Gerade vor meinem Mathelehrer hatte ich riesige Angst. Eigentlich mochte ich Mathe sehr gerne, aber dieser Lehrer, Herr Altmeier, hatte eine solche abschreckende Wirkung auf mich, dass meine Noten auf Talfahrt gingen. Wegen Mathe und Latein musste ich dann auch die neunte Klasse wiederholen – und siehe da, kaum hatte ich im nächsten Schuljahr einen anderen Lehrer, erholten sich meine Noten und machten wieder einen Sprung von der Fünf auf die Zwei. Jetzt ratet mal, was passiert ist, als ich mich in der Oberstufe für den Matheleistungskurs entschieden hatte: Natürlich wurde mir wieder Herr Altmeier vorgesetzt. Das endete leider damit, dass ich mit null Punkten in Mathe das Abi abschließen musste.

Ich konnte mir also nicht vorstellen, mich in diesem Umfeld zu outen, ich fühlte mich nicht wohl und war für diesen Schritt nicht bereit. Nur dank guter Noten in Biologie, Erdkunde und Deutsch bekam ich mein Abi. Obwohl ich in Mathe miserable Noten hatte, verlor ich nicht mein Interesse an diesem Fach und es hinderte mich nicht daran, Mathematik auf Lehramt zu studieren und anschließend Mathelehrer zu werden.

Gracias Goldene Regel

Lasst euch von Menschen, die sich euch in den Weg stellen, nicht vom Weg abbringen. Es ist nicht leicht, doch ihr könnt versuchen, kleine Schritte zu gehen und immer wieder in euch hineinzuhorchen: Mag ich das, was ich gerade mache, wirklich nicht? Oder liegt es mir, aber die Menschen in meinem Umfeld vermiesen mir die Sache?

INNERES COMING-OUT

Der Prozess, in dem man sich über seine geschlechtliche Zugehörigkeit und sexuelle Orientierung auseinandersetzt, beginnt recht früh. Während der Grundschule oder zu Beginn der Pubertät kann das Gefühl hochkommen, dass das eigene Fühlen und Verhalten nicht in die vorgelebten Strukturen der Gesellschaft zu passen scheinen. So, wie ich das auch erlebt habe. Es ist ein komplexer Prozess, in den einiges mit hineinspielt:

- **Familiäres Umfeld**: Habe ich Bezugspersonen, die mir Sicherheit vermitteln?
- **Freundschaften**: Habe ich gleichaltrige Menschen in meinem Umfeld, mit denen ich mich auf Augenhöhe austauschen und denen ich mich anvertrauen kann?
- **Schule**: Habe ich Freundschaften und werde ich so akzeptiert, wie ich bin? Oder werde ich gemobbt? Fühle ich mich allein oder einsam?

Am Ende des inneren Coming-outs, das wie bei mir Jahre dauern kann, steht dann ein Selbstverständnis. Ich bin queer und jetzt in der Lage, meine Sexualität oder meine Geschlechtsidentität zu akzeptieren und sie als Teil meines Lebens zu sehen. Das ist der Punkt, an dem du beginnen kannst, dein Leben aktiv zu gestalten.

Auf der Suche nach der eigenen Identität kann es zu einer Identitätskonfusion kommen. Dies gehört häufig zum Prozess dazu, viele Menschen kennen das. Vielleicht kennst auch du das Gefühl, zwischen der heterosexuellen und der homosexuellen Welt hin- und hergerissen zu sein. Es ist wichtig, dass du nicht zu streng zu dir bist und dir immer wieder Freiräume gönnst, in denen alles denkbar ist und alles möglich wird.

Die Begegnung mit Carsten hatte mir Angst gemacht und mich aufgewühlt. Das ist Teil eines Prozesses. Daraufhin schob ich diese Gefühle erst einmal weg und lenkte mich ab. Ich habe nie bewusst gedacht: Ich bin nicht schwul; das ist etwas, das nicht sein darf, ich darf nicht schwul sein. Trotzdem liefen bei mir unbewusste Mechanismen ab, die mir gesagt haben: Jetzt versuch doch mal ein Leben zu führen wie meine Freund*innen, Eltern und Großeltern auch. Die Gefühle für Helena waren echt. Und im Rückblick würde ich auch sagen, dass ich die Beziehung gebraucht habe, um die nächste Stufe zu erreichen: Akzeptanz mir gegenüber. Das heißt, dass ich lerne, meine homosexuelle Identität zu akzeptieren. Du kannst es dir in etwa so vorstellen:

SENSIBILISIERUNG → IDENTITÄTSKONFUSION → AKZEPTANZ → ENGAGEMENT

- **Sensibilisierung:** Du wirst auf das Thema aufmerksam. Plötzlich beschäftigst du dich ausführlich damit und entdeckst überall queere Menschen in deinem Umfeld.
- **Identitätskonfusion:** Es fällt dir vielleicht schwer, diese Themen mit dir und deiner eigenen Person in eine Verbindung zu bringen.
- **Akzeptanz:** Langsam stellst du fest, dass es vollkommen okay ist, dass du so bist, wie du bist.
- **Engagement:** Deine Identität wird ein lebendiger, aktiver Teil von dir selbst und du beginnst, dich damit auseinanderzusetzen und anderen Menschen offen davon zu erzählen.

Coming-out

Inneres Coming-out: Du wirst dir bewusst, von welchem Geschlecht du dich angezogen fühlst oder in welchem Geschlecht du dich wohlfühlst. Du kommst zur inneren Gewissheit, dass du queer bist.
Äußeres Coming-out: Du öffnest dich deinem persönlichen Umfeld gegenüber und zeigst dich mit deiner Identität.
Sich outen: Ein selbstbestimmter Akt. Ein aktives Gespräch des Coming-outs, indem du dich deinem Gegenüber zeigst.
Geoutet werden: Ein*e unbeteiligte*r Dritte*r bezeichnet dich in deinem Umfeld ohne dein Einverständnis als schwul, lesbisch, bisexuell oder queer.

COMING OUT OF THE CLOSET

Alles fing damit an, dass meine Mutter meinte, dass ich mit 14 zu jung für die Tanzschule sei. Während einer Projektwoche in der Schule erlebte ich, wie ein Paar Standard tanzte. Diese beiden Menschen schwebten über das Parkett, und das Kleid der Tänzerin flog elegant durch die Luft. Die Bewegungen, die Kleidung, die Haltung – einfach alles faszinierte mich daran. Aber ich wäre nicht ich, wenn ich mich von meiner Mutter hätte beirren lassen! Da sie ohnehin wollte, dass wir uns außerschulisch betätigten, suchte ich fieberhaft weiter – bis ich herausfand, dass es einen Tanzsportverein gab. Also meldete ich mich, nun mit der Erlaubnis meiner Mutter, dort an. Doch das nächste Hindernis wartete bereits auf mich: Ich brauchte eine Tanzpartnerin. Das war schon etwas schwieriger. Eine gute Freundin hatte mich ein-, zweimal begleitet, verlor aber schnell die Lust daran, und ich stand wieder alleine da.

»Wieso fragst du nicht deine Schwester?«, fragte mich eines Tages eine Freundin meiner Mutter. Meine Schwester Inka, damals 12 und ich 15, war zu der Zeit gerade fett in der Pubertät, und am liebsten hätten wir uns täglich die Köpfe eingeschlagen. Aber was hatte ich zu verlieren? Keine zehn Minuten später stand ich in ihrem Zimmer.

»Sag mal, könntest du dir vorstellen, mit mir zusammen Turniere zu tanzen?«, fragte ich sie. »Ja, natürlich«, antwortete sie, ohne zu zögern. Also begannen wir, uns für den Tanz in den Mai in wenigen Tagen vorzubereiten. Es war zum Haare raufen! Sie hüpfte wie eine aufgescheuchte Hupfdohle im leergeräumten Wohnzimmer herum, und ich gab kurzfristig den Plan auf, sie zu meiner Tanzpartnerin zu machen. So etwas Talentfreies hatte ich noch nicht gesehen. »Hüpf doch nicht so rum und bleib mal mit dem Kopf auf einer Höhe!«, motzte ich sie verzweifelt an – und siehe da, sie setzte es umgehend um! Mir fiel es wie Schuppen von den Augen: Ja, meine Schwester hatte Talent, sie musste nur lernen, wie es geht!

Das war der Startschuss für unsere gemeinsame Sportkarriere mit unzähligen Wettbewerben und fast täglichen Trainingseinheiten. Das schweißte uns zusammen, und es entstand eine sehr enge und vertraute Freundschaft, die ich so in der Art nie mehr hatte. Und gerade mal ein halbes Jahr später traten die ersten Erfolge ein: Erst wurden wir Vizelandesmeister, danach gewannen wir ein Tanzturnier nach dem anderen – es war unglaublich!

Und so war es auch nur natürlich, dass meine Schwester der erste Mensch war, vor dem ich mich geoutet habe. Das war nicht durchdacht und geplant, es geschah, weil es geschehen musste.

Meine Schwester hatte bereits mit 12 ihren ersten Freund, der schon 18 war, was einige Schwierigkeiten machte. Denn inzwischen lebten Inka, Bernd und ich gemeinsam mit meiner Mutter und ihrem neuen Mann, der nicht gerade der umgänglichste Mensch war, zusammen. Vor allem dieser neue Stiefvater stellte sich quer, weil er mit dem Altersunterschied ein Problem hatte. Die Beziehung meiner Schwester ging dann zwar zu Ende, doch mit 15 kam der nächste Freund, der ebenfalls wieder für Ärger bei meinem Stiefvater sorgte, denn er schien keine saubere Weste zu haben. Also hatte mein Stiefvater ihr den Umgang mit diesem Jungen verboten, woran sich Inka selbstverständlich nicht hielt. Nachts schlich sie sich heimlich aus dem Haus – und wurde dabei eines Tages erwischt. Es brach ein Höllengewitter aus, und meine Schwester weinte und weinte, während sie sich in ihrem Zimmer einschloss.

»Ich bin's, ich bin's, bitte lass mich rein«, sagte ich, während ich an ihre Tür klopfte. Sie öffnete mir, und ich wollte sie unbedingt beruhigen, doch das gelang mir nicht. Sie war fertig mit ihren Nerven. Ich musste also eine neue Strategie verfolgen.

»Inka, jeder von uns hat Geheimnisse – nicht nur du«, sagte ich, und sie hörte sofort auf zu weinen. »Ich bin schwul«, sagte ich, während ich noch innerlich mit mir rang. Sie grinste mich an und lächelte. Sie wusste es schon. Ich aber konnte mit 18 zum ersten Mal vor einer anderen Person diese drei Worte sagen.

Coming out of the Closet: Das war der Moment, in dem ich mich zum ersten Mal gezeigt habe.

Jahre später erzählte Inka mir, dass sie regelmäßig in mein Zimmer geschlichen sei, während ich unterwegs war. Sie durchwühlte meine Schränke und fand die Zeitschriften, die ich mir gekauft hatte, und meinen geheimen Ordner mit Bildern von Männern, die ich aus den Zeitschriften herausgeschnitten hatte, um sie zu sammeln, einzukleben – und anzuschmachten … Das war zu der Zeit, als ich mich mit dem Flugbegleiter Walter traf und mit rosaroter Brille durch die Welt wandelte.

Bei meiner Mutter war das ganz anders. Während meine Schwester meine Verbündete wurde und über meine Liebschaft mit Walter nun Bescheid wusste, war ich über ihre heimlichen Treffen mit ihrem Freund im Bilde. So machte ich es mir in meiner Komfortzone gemütlich. Ich hatte auch mit dem Abitur genug um die Ohren, es war also wirklich nicht der richtige Zeitpunkt, mir diesen Stress aufzuhalsen.

Die schöne, kuschlige und angenehme Komfortzone wurde von meiner Schwester jedoch schnell gestört.

»Sag doch mal den anderen, was bei dir los ist«, konfrontierte sie mich, um mich anzuschubsen. Aber es ging nicht, ich konnte mich nicht überwinden. Mir fehlte es an Mut und vielleicht auch an Vertrauen. Inka war meine kleine Schwester. Zu anderen Menschen hatte ich dieses innige Verhältnis nicht. Aber sie überzeugte mich, dass unsere Mutter damit umgehen könnte, und wir handelten einen Deal aus: Vor meinem 19. Geburtstag sollte ich es meiner Mutter sagen. Diesen Deal haben wir an Weihnachten 1998 ausgemacht, zwei Monate vor meinem Geburtstag – der Deadline. Und so verging eine Woche nach der anderen, während meine Schwester mir im Nacken saß. »Wir haben schon Januar«; »Wir haben Anfang Februar«, immer wieder sagte sie mir die Zeit an. Als ob ich das nicht selbst gewusst hätte. Und da wurde es langsam knapp, mein Geburtstag ist am 25. Februar und viel Zeit blieb nicht mehr. Tick tack, tick tack …

Zwei Tage vor meinem Geburtstag war ich so weit. Meine Mutter hatte uns am Abend schon auf die Zimmer geschickt, damit sie sich ungestört um den Haushalt kümmern konnte, während wir uns langsam zum Schlafen bereitmachen sollten. Wir lasen noch oder machten Hausaufgaben. Na ja, nur ich nicht. Ich hatte ja diesen Deal mit meiner Schwester und musste es durchziehen – jetzt, oder etwa nie? Also atmete ich tief ein und aus, ging zurück in die Küche und setzte mich an unseren Esstisch. »Mama, ich muss dir etwas erzählen«, sagte ich mit fester Stimme. Meine Mutter befand sich gerade im Nebenraum, um die Wäsche zusammenzulegen, als sie kurz rausschaute. »Was ist denn? Du solltest doch oben sein, morgen ist Schule«, sagte sie sichtlich genervt. »Mama, ich muss mit dir reden. Bitte setz dich doch.« Da hatte ich ihre Aufmerksamkeit. Ich sah, wie sie nervös wurde, und vermutlich dachte, es sei etwas Schlimmes passiert – irgendwas in der Schule oder mit dem Abi. Also setzte sie sich zu mir. Ich hatte ein Bild vom Flugbegleiter vorbereitet, das ich umgedreht auf den Tisch legte, mit meiner Hand darauf.

»Mama, ich bin wieder in einer Beziehung.«

Sie sah mich enttäuscht an. Ich hatte ihr alles über Helena und meiner Beziehung zu ihr erzählt – vom ersten Schmetterling bis zum Schlussmachgespräch. Und jetzt war ich schwuppdiwupp in einer

Beziehung, ohne dass sie wusste, dass ich überhaupt verliebt war? Ich konnte verstehen, dass sie erst einmal irritiert war.

»Okay«, sagte sie und nahm das Bild entgegen, das ich ihr zugeschoben hatte.

»Oh«, wiederholte sie, nun überrascht. »Jetzt verstehe ich, warum du noch nichts erzählt hast.«

»Hast du denn all die Jahre gar nichts gemerkt?«, fragte ich sie, nachdem sie Zeit hatte, die neue Information zu verarbeiten. »Weißt du noch, als du mich mit meinem angeblichen Theaterlehrer in der Stadt getroffen hast, in diesem Café?«, fragte ich weiter. »Oder als du den Umschlag gefunden hast mit den Antworten auf meine Kontaktanzeige?«

An das zufällige, unglückliche Treffen konnte sie sich nicht mehr erinnern. An die Kontaktanzeigen schon, das hatte sie zu sehr irritiert. Aber sie hatte mir meine Ausrede geglaubt, dass es sich um einen Scherz eines Mitschülers gehandelt haben musste.

»Du bist mein Kind und ich liebe dich so wie du bist. Aber schütze dich, bitte schütze dich einfach«, sagte sie schließlich und flehte mich an, Kondome zu benutzen. »Und wenn ich dir die Kondome selbst kaufe!«

An diesem Abend saßen wir noch eine Weile zusammen, und ich hätte gerne noch länger mit ihr gesprochen, doch irgendwann war es Zeit, ins Bett zu gehen. Ich war zufrieden, und eine tiefe Ruhe breitete sich in mir aus. Ich wusste, dass das Thema damit vorerst abgehakt war. So war es schließlich auch – nach meinem Outing hat sie über meine zukünftigen Freunde immer offen gesprochen, so wie es bei Helena zuvor auch war. Ich bin ihr Sohn, und sie hat mich immer so geliebt, wie ich war und bin. Für sie ist es das Wichtigste, dass ich glücklich bin und nicht leiden muss. Wenn meine Geschwister und ich Liebeskummer hatten, brach es ihr das Herz und sie fühlte sich so hilflos, weil es nichts gab, das sie hätte tun können, um unser Leiden zu verringern.

Meine größte Angst in dieser Zeit war, dass ich Menschen verliere. Deshalb habe ich mich nicht getraut, die Worte »Ich bin schwul« auszusprechen, sondern habe meiner Familie und meinen engsten Freund*innen erzählt, dass ich bisexuell sei. Im Nachhinein weiß ich, dass ich Bisexuellen keinen Gefallen damit getan habe und sich damit das Vorurteil festigt, dass sich Bisexuelle immer ein Hintertürchen würden offenhalten wollen. Doch genau dieses Vorurteil verwendete ich zu diesem Zeitpunkt als Schutz für mich: Falls das Outing in die Hose ging, ich Menschen vor den Kopf stieß, denen ich nahestand, hatte ich noch immer eine Rückfahrkarte in der Tasche und hätte ein »normales« heterosexuelles Leben führen können.

Jetzt, mit all meiner Lebenserfahrung kann ich erkennen, wie privilegiert ich bin. Kein Mensch hat sich von mir abgewendet! Irgendwann konnte ich die Ängste ablegen und allen erzählen, dass ich schwul bin und mich Frauen sexuell gesehen nicht interessieren.

Nach dem Coming-out bei meiner Mutter wurde ich mutiger, weil ich wusste, dass sie hinter mir steht. Dieses Gespräch hatte mich befreit, und ich konnte mich freier bewegen. Ich hatte das Gefühl, dass sie mich vor der restlichen Familie beschützen würde – ja, sogar vor dem Rest der Welt. Das war der Aufbruch in mein selbstbestimmtes Leben, und ich fing langsam an, mich bei meinen besten Freundinnen zu outen. Ich gehörte zu einer Clique, die hauptsächlich aus Mädchen bestand. Es waren auch ein, zwei Jungs dabei, von denen sich noch einer, Jahre später, als schwul outete. Aber das war zu diesem Zeitpunkt für mich und für die anderen nicht offensichtlich.

Ich habe mir immer einzeln die Mädels vorgeknöpft und mich dann in der großen Pause, während der Mittagspause oder außerhalb der Schule mit ihnen getroffen und unterhalten. Sie reagierten alle durchweg positiv. Trotzdem habe ich allen ans Herz gelegt, es bitte für sich zu behalten, damit es in der Schule nicht die Runde machte. Nach wie vor wollte ich nicht, dass mein Mathelehrer Altmeier davon

Wind bekam. Meiner damals besten Freundin Patricia erzählte ich es hingegen lange nicht. Ich wusste, dass ihr Vater homophobe Tendenzen hatte und die beste Freundin ihrer Mutter lesbisch war, womit der Vater ein großes Problem hatte. Ich wollte auf keinen Fall, dass er mir den Kontakt zu Patricia unterband. »Sage ich es ihr? Sage ich es ihr nicht?«, rang ich lange mit mir. Doch dann kam der Punkt, an dem mir klar wurde, dass ich es ihr erzählen musste, wenn ich nicht wollte, dass unsere Freundschaft zerbrach. Es wussten bereits zu viele Menschen davon. Vor allem war auch sie es, die mich vor versammelter Mannschaft verteidigt hatte, als der Flitzer in die 9. Klasse gekommen war, um mich bloßzustellen.

Es geschah in der Pause zwischen der achten und neunten Stunde. Unsere Französischlehrerin verließ für einen Augenblick das Klassenzimmer, als ein älterer Schüler an unserer Tür vorbeiging, stehen blieb und hineinkam. Er stellte sich vor die Tafel, machte den Hampelmann und sang lauthals »Der Till ist schwul«. Ich war wie versteinert. Als er rasch wieder aus dem Zimmer hüpfte, rannte Patricia ihm nach und schrie in voller Lautstärke: »Wer sein erstes Mal bei seiner Nutte hatte, sollte seine Klappe halten!«

»Warum hast du es mir denn nicht früher gesagt?«, fragte Patricia mich verletzt. »Ich hatte Angst, dass du es deinem Vater erzählst und wir uns dann nicht mehr treffen dürfen«, gab ich zu und sah, wie sehr sie das Geständnis mitnahm. »Ich verspreche dir hoch und heilig, dass ich es ihm nicht sage«, erklärte sie mir, und ich bemerkte, wie sehr sie mich und meine Gefühle verstand. Wir gingen im Guten aus dem Gespräch, und unsere Freundschaft überstand diese Auseinandersetzung. Einige Wochen später kam heraus, dass Patricia es ihrem Vater doch erzählt hatte. Ich war enttäuscht, dass sie ihr Versprechen gebrochen hatte, allerdings machte das auch keinen Unterschied. Mein Verhältnis zu Patricia und zu ihrem Vater blieb ungebrochen, und meine Sorgen waren zum Glück unbegründet. Ich überlegte trotzdem bei jedem Gespräch, welche Kreise mein Geständnis ziehen könnte. Wer erfährt es als Nächstes, ohne dass ich davon weiß und es unter Kontrolle habe? Wem könnte die Person es weitererzählen? Gerade weil es ein Kontrollverlust ist – man lässt die Zügel aus der Hand –, habe ich umso stärker überlegt, welche Gefahrenpunkte mir begegnen könnten. Diese Prozesse sind bewusst und unbewusst abgelaufen, und ich fand es sehr anstrengend, mir so viele Gedanken machen zu müssen. Vor allem weil ich auch mitten in den Abiturprüfungen war.

Als ich das Abitur in der Tasche hatte und zum ersten Mal richtig verliebt war, nahm ich die weiteren Gespräche in Angriff. Ich wollte mit meinem Vater, meinen Brüdern Hans und Bernd sowie meinen Großeltern über meine sexuelle Orientierung sprechen. Weil ich mich langsam herantasten wollte, begann ich bei meinen Brüdern und bin mit Hans zum Shoppen in die Stadt gefahren, um – vor allem für mich – ein entspanntes Ambiente zu schaffen. Als ich ihn langsam darauf vorbereiten wollte, kam er mir jedoch zuvor. »Ja, ja, ich glaube, ich weiß, was du mir sagen willst«, meinte er nur. »Ja? Was will ich dir denn sagen?«, fragte ich ihn überrascht. »Ich habe doch schon gemerkt, wie du den Männern hinterherschaust«, erklärte er mir vorlaut.

Natürlich war ich inzwischen selbstbewusster geworden, dennoch war mir nicht klar, dass mein Verhalten so offensichtlich war und sich meine Blicke und die damit verbundenen Emotionen auf einer unbewussten Ebene abspielen. Meinem Bruder waren sie jedenfalls aufgefallen. Ich hatte nie Frauen oder Mädchen hinterhergeguckt, und er hatte sich auch nicht davon beirren lassen, dass ich eine Beziehung mit Helena hatte.

Nachdem ich ihm zugenickt hatte, sprach ich auch aus, dass ich schwul bin. »Ich habe einen schwulen Bruder«, sagte er, und es klang fast so, als sei ich ein cooles Accessoire. Doch das machte mir nichts aus, ich war nur gerührt von seinen Worten, als er meinte, wie stolz er sei, einen schwulen Bruder zu haben. »Kannst du dem Papa bitte noch nichts sagen?«, bat ich ihn. »Ich will es ihm gerne selber sagen.« Er versprach mir, seine Klappe zu halten, doch mir war auch klar, wie schwer das für ihn sein musste, da er noch bei unserem Vater lebte.

Als ich daraufhin das Gespräch zu meinem Vater suchte, war es nicht ganz so einfach. Wir hatten jahrelang keinen Kontakt, nachdem sich meine Eltern hatten scheiden lassen. Weil es einen Rosenkrieg gegeben hatte, fühlte ich mich meiner Mutter verpflichtet, und den Kontakt zu meinem Vater aufzunehmen, kam für mich einem Verrat nahe. Da mein Vater seinerseits den Kontakt nicht erzwungen, doch die Türen für meine Rückkehr offengelassen hatte, waren unsere ersten Annäherungsversuche etwas holprig.

»Ich habe das schon früh gespürt«, erklärte er in einem sachlichen Ton, als ich endlich den Mut aufbrachte, um mit ihm zu sprechen. »Schön, dass du zu dir stehst«, sagte er und erzählte von seinen homosexuellen Patienten in seiner Arztpraxis. Und so war das Gespräch dann auch ziemlich rasch auf eine gute Weise abgehakt. Wenig emotional, dafür umso sachlicher, aber das fühlte sich gut an und ich war froh, dass wir uns auf der Ebene treffen konnten.

Als Nächstes stand neben meinen Großeltern nur noch mein kleiner Bruder auf meiner Liste. Den wollte ich eigentlich nicht groß behelligen, weil er als 14-Jähriger mitten in der Pubertät stand und mit seiner eigenen Sexualität beschäftigt war. Auch, dass ich regelmäßig Besuch von meinem derzeitigen Freund Clemens in seinem lila VW-Polo bekam, machte ihn nicht groß stutzig. Eines Nachmittags, als ich gerade wieder Besuch von Clemens hatte, stürzte er in mein Zimmer, während wir gerade zugange waren – zum Glück trugen wir noch unsere Hosen! – und es folgte ein Moment der Totenstille, bevor ein fettes Grinsen auf dem Gesicht meines kleinen Bruders auftauchte. Er stürzte aus dem Zimmer und ich ihm hinterher. Ich fand ihn bei meiner Mutter in der Küche sitzend, als er ihr gerade davon erzählte, dass seine Klassenkamerad*innen wohl doch recht gehabt hatten.

Wieder war es so, dass das Umfeld mehr zu wissen schien, und etwas verblüfft war ich schon, weil ich doch recht wenig mit ihnen zu tun gehabt hatte. Vielleicht kommt dir das bekannt vor, wenn du auch auf dem Dorf wohnst – offensichtlich sprach man übereinander. Bernd nahm es locker auf, und wir thematisierten es nicht weiter; ich respektierte, dass es ihm zu dem Zeitpunkt eher peinlich war, also beließ ich es dabei.

Für den Schluss hatte ich mir den schwersten Schritt aufgehoben: das Gespräch mit meinen Großeltern. Meine Großeltern wurden nach der Scheidung meiner Eltern zu wichtigen Bezugspersonen für mich. Oma kochte für uns und Opa brachte das Essen vorbei, außerdem sahen wir uns regelmäßig, wenn wir unser Taschengeld aufbesserten, indem wir ihnen im Garten oder im Haushalt halfen. Meine Angst rührte daher, dass sie während der Zeit des Nationalsozialismus aufgewachsen sind und in einer Zeit sozialisiert wurden, in der homosexuelle Menschen verfolgt und umgebracht wurden. Hinzu kam, dass Sexualität nie ein Thema war, mehr noch, es war sogar ein Tabu. Ich erinnere mich, dass meine Großeltern einmal auf uns aufgepasst hatten, als ich etwa 10 Jahre alt war, und meine Geschwister und ich unbedingt den Film *1001 Nacht* schauen wollten. Da mein Großvater wusste, dass der Film einen erotischen Hintergrund hat, war die Abmachung, dass wir den Fernseher ausmachen mussten, sobald sich zwei Menschen küssten. Selbst am Schluss, als sie sich hätten küssen können, weil wir die Kiste ohnehin ausmachen mussten und es sich angeboten hätte, umarmten sich das Hochzeitspaar nur! Aber ich wollte auch generell nicht mit ihnen über Sexualität sprechen, das wäre mir tatsächlich kein Anliegen gewesen. Aber mein Outing betrifft meine Identität, und das ist etwas, das ich natürlich mit ihnen teilen wollte. Und da ich ja nun regelmäßig Besuch von Clemens bekam und mein Großvater sich ebenfalls regelmäßig bei uns zu Hause um den Garten gekümmert oder etwas repariert hatte, wollte ich meine Großeltern aufklären. Ich hatte richtig Angst vor diesem Schritt, sodass ich entschied, mir im Vorfeld bei meiner Mutter Rat zu holen. »Sie haben es verdient, dass du es ihnen erzählst. Aber es ist und bleibt deine Entscheidung«, sagte sie und zeigte Verständnis für meine Gefühle. Trotzdem: Die Ängste blieben, und weil ich das nicht alleine durchstehen wollte, musste meine Schwester in den sauren Apfel beißen und mich begleiten. Also saßen wir eines Sonntagmittags am reichlich gedeckten Esstisch meiner Großeltern, während ich herumdruckste, auf der Suche nach den richtigen Worten, bis ich endlich mit der Sprache herausrückte. Die Reaktion meines Großvaters? Er verzog keine Miene. Weder wurde er böse noch freute er sich, er nahm meine Information, dass ich mit einem Mann zusammen war, beinahe regungslos hin.

»Da hatte dein Vater ja doch recht«, sagte meine Großmutter. Und schließlich kam raus, dass mein Vater schon während der Trennung mit meiner Mutter und meinen Großeltern darüber gesprochen hatte, dass sie sich um mich kümmern sollten, falls ich schwul sei. Wow. Das verletzte mich. Zu diesem Zeitpunkt war ich gerade mal elf Jahre alt gewesen.

Das halbe Leben wurde bereits hinter meinem Rücken über mich getuschelt – konnte das wahr sein?

Und warum war meine Mutter dann so überrascht, als ich es ihr schließlich gestand? Doch viel unangenehmer wurde es, als wir mit dem Essen fertig waren und meine Großmutter meinte, beruhigen zu müssen: »Mein Junge, macht nix. Das kann man behandeln.«* Ich starrte sie erst perplex an, war dann doch über diese Aussage enttäuscht und beschloss, nach außen hin erst einmal nichts zu zeigen. Ich wollte

* Meine Großmutter ist während des Nationalsozialismus aufgewachsen. Die Diktatur und Nachkriegszeit hat sie sehr geprägt. Schau dir dazu gerne die Zeitleiste (auf S. 102) an, die ich für dich erstellt habe.

keine Diskussion provozieren, weshalb ich ruhig blieb, obwohl ich innerlich verwirrt war.

»Das lief doch ganz gut!«, meinte meine Schwester auf der Rückfahrt. Ja, stimmt, sie wussten nun Bescheid. Und sie hatten mich nicht rausgeschmissen, stimmt auch. Dennoch war ich verletzt. Ich fühlte mich nicht krank und hatte auch nicht das Gefühl, behandelt werden zu müssen.

Nur zwei Wochen später rief mich meine Großmutter an. Sie erzählte mir, dass sie in einem Fernsehbericht gesehen hätte, dass man Homosexualität »heilen« könne. Ich hatte zwar diesen Beitrag nicht gesehen, kannte aber das Magazin, das ich selbst gerne sah, und konnte mir nicht vorstellen, dass es tatsächlich auf diese Weise thematisiert wurde. Es stellte sich heraus, dass es so auch nicht war. Meine Großmutter hatte den Beitrag selbst nämlich auch gar nicht gesehen. Sie hatte die Ankündigung in der Fernsehzeitschrift gelesen und mir einen wichtigen Bestandteil vorenthalten: das Fragezeichen. »Ist Homosexualität heilbar?« Ich erklärte ihr, dass ich nicht geheilt werden müsse, weil ich nicht krank sei; ich fühle mich auch nicht unwohl oder schlecht.

Damit begann ein Prozess, der einige Jahre andauerte und inzwischen schon lange abgeschlossen ist: Erst verhielt sie sich sehr zurückhaltend, wenn ich von meinen neuen Partnern erzählte. Als es sich dann um einen Arztsohn handelte, blitzte ihre Aufmerksamkeit auf – der soziale Status konnte sie wohl davon ablenken, dass sie dachte, ich könnte vielleicht Probleme im späteren Leben bekommen.

SCHRITT FÜR SCHRITT

Das Coming-out ist kein einmaliges Ereignis, sondern vielmehr ein ständiger Prozess. Allerdings ist das erste Mal, wenn du es einer anderen Person gegenüber aussprichst, ganz besonders.

So stellst du dir dein Coming-out vor.

Meistens verläuft es aber so.

EXISTENZÄNGSTE

Während meines inneren und schließlich äußeren Coming-outs begleitete mich ein Bauchgefühl: Das waren Verlustängste und die Angst, abgelehnt zu werden. Die Vorstellung, meine Mutter, meine Großeltern, Geschwister oder meine besten Freund*innen zu verlieren, war für mich kaum auszuhalten.

Meist ist man als Teenager finanziell von den Eltern oder Erziehungsberechtigten abhängig, weil man noch zur Schule geht oder eine Ausbildung absolviert – wie will man sich ernähren oder überhaupt existieren, wenn man kein Dach mehr über dem Kopf hat, weil man von der Familie aufgrund der Sexualität oder Identität verstoßen wurde?

Das Coming-out **ist** ein großer Schritt. Es gibt Menschen, die ihre Familie verloren haben und alleine dastehen, Kinder, die sich geoutet haben und auf der Straße gelandet sind, weil sie rausgeworfen wurden. Ich möchte hier kein Katastrophenszenario darstellen, mir ist es aber wichtig zu vermitteln, dass deine Ängste nicht eingebildet sind, sondern zur Realität dazugehören. Wer so etwas erlebt, verkraftet das nicht so einfach.

Der Mensch ist ein soziales Wesen, und es gehört zu unseren Bedürfnissen, dazuzugehören, anerkannt und akzeptiert zu werden. Nach der Bedürfnispyramide, die wir auf Seite 17 kennengelernt haben, gehört es sogar zu unseren Grundbedürfnissen, soziale Beziehungen zu führen, egal welcher Art, ob mit Eltern, Geschwistern, Freund*innen oder Partner*innen. Deshalb ist es auch so schwierig, mit anderen Menschen über das Innenleben zu sprechen: Man macht sich angreifbar und setzt sich Scham- oder Schuldgefühlen aus. Bevor du dich nach außen hin öffnest, ist es absolut in Ordnung und sogar wichtig, wenn du dir Zeit lässt und dich zuerst selbst mit deinen Gefühlen beschäftigst.

Bei mir hat es eine Weile gedauert, bis ich die passenden Worte dafür fand, was in mir vorging. Vielleicht ist das bei dir auch so. Im Laufe deiner Entwicklung wirst du feststellen, dass aus dieser diffusen Emotion ein sehr starkes Gefühl entsteht.

Du darfst dir alle Zeit nehmen, die du brauchst,
und musst dich nicht aus einem Gefühl der Verpflichtung heraus mitteilen.

Genau hinzuspüren, sobald du für einen Schritt bereit bist, gehört übrigens zu Selfcare, was auch Selbstfürsorge genannt wird. Bis jetzt waren vermutlich deine Eltern deine nächsten Bezugspersonen – sie haben oder hatten die Fürsorgepflicht für dich. Das bedeutet: Sie haben die Pflicht, für dein Wohl Sorge zu tragen. Doch als Jugendliche*r und junge*r Erwachsene*r findet ein Ablöseprozess von diesen engen Bezugspersonen statt. In dieser Zeit ist es gut zu lernen, diese Pflichten für sich selbst zu übernehmen und für sich zu sorgen. Wenn du einen guten Zugang zu deinen Gefühlen findest und lernst, über deine Gefühle zu sprechen, bildest du ein solides Fundament für alles, was in der Zukunft und in deinem Leben auf dich wartet. Das gilt ganz besonders für sogenannte negative Emotionen, wie zum Beispiel Wut, sich abgewertet fühlen oder Scham- und Schuldgefühle. Gerade diese Gefühle in Bezug auf dich selbst müssen nicht sein. Bevor sie sich festsetzen oder gar zu einem Bestandteil deines Selbstbilds werden, solltest du nach professioneller Hilfe fragen – sonst wird die emotionale Last zu schwer, und das kann sich mental und psychisch auf dein Wohlergehen auswirken.

Als ich mich vor meiner Mutter geoutet hatte, war ihr erste Sorge meine Gesundheit: »Schütz dich«, hatte sie mir eindringlich mit auf den Weg gegeben. Bis dato hatte ich mit zwei Männern körperlichen Kontakt, natürlich dachte ich dabei an Schutz. Wieso warf sie mir nach meinem Outing die Kondome hinterher, während sie sich diese Frage nicht stellte, als ich zu meiner Freundin gefahren bin, um bei ihr zu übernachten? Ich mache meiner Mutter keinen Vorwurf, allerdings zeigt diese Reaktion, wie sehr mit zweierlei Maß gemessen wird. Aus heutiger Sicht weiß ich, dass sie sich Sorgen gemacht hat wegen der Aids-Krise, von der ich damals nicht viel mitbekam.

Bis 1994 war Homosexualität als Krankheit klassifiziert*, ein Jahr später machte ich meine erste homosexuelle Erfahrung. Ich wusste zum damaligen Zeitpunkt nicht, dass Homosexualität offiziell als Krankheit galt! Zum Glück, sonst hätte ich mir noch mehr Gedanken um meine Sexualität gemacht.

Ich fand in meiner Familie ein Gefühl der Geborgenheit, und nachdem ich Worte für das fand, was in mir vorging, brachte meine Fami-

* Schau dir dazu die Zeitleiste auf S. 102 an.

Die Aids-Krise

Damals in den 1990er-Jahren spürte man noch die Nachwehen der Aids-Welle der 1980er-Jahren, die für sehr viele Todesfälle gerade im Schwulenmilieu gesorgt hatte. **Aids**, heute besser bekannt unter **HIV** (Humanes Immundefizienz-Virus oder »Menschliches Immunschwäche-Virus«), ist eine Immunerkrankung, die über sexuellen Kontakt übertragen werden kann.

Es war eine Epidemie, die leider dafür sorgte, dass sich viele Vorurteile in den Köpfen der Menschen manifestierten: Zum Beispiel, dass homosexuelle Männer viel und wilden Sex haben, und zwar mit vielen Sexualpartnern. Dass homosexuelle Männer auch monogam leben könnten, gehörte lange nicht zur allgemeinen Vorstellung der Gesellschaft, und das ändert sich auch nur ganz langsam.

lie rasch Verständnis für mich auf. Das ist der Idealzustand, und so könnte es auch für dich laufen. Leider wird das nicht immer der Fall sein, wir alle machen unterschiedliche Erfahrungen:

- Eltern, die kein Verständnis für die Sexualität aufbringen können.
- Eltern, die Bedürfnisse abtun oder kleinreden.
- Mitschüler*innen, die deine innere Verunsicherung spüren, sie für sich selbst ausnutzen und dich mobben, damit sie sich selbst stärker fühlen.

Falls du dich mit einer oder mehreren der aufgezählten Situationen identifizierst, dann möchte ich dir sagen: Es hat nichts mit dir zu tun. Du bist gut so, wie du bist. Ich weiß, dass es nicht einfach ist, sich Hilfe zu organisieren – aber es gibt sie, und du hast jederzeit Anspruch darauf. Im Anhang findest du Adressen, die dir helfen, die richtige Anlaufstelle für dich zu finden. Wenn du Mobbing erfährst, musst du dich einer solchen Situation nicht weiter aussetzen und sie erst recht nicht ertragen. Wenn du das Gefühl hast, dass deine Eltern oder Lehrer*innen dir nicht glauben, dann lass dich nicht dazu verleiten, ihnen mehr Glauben zu schenken als deinem eigenen Gefühl. Wenn du gemobbt wirst, dann ist das so.*

Vielleicht stehen bei dir erste Gespräche an oder du steht vor einem besonders schwierigen Gespräch und brauchst einen Rat (so wie ich ihn bei meiner Mutter eingeholt habe, bevor ich mit meinen Großeltern gesprochen habe). Du kannst nun Schritt für Schritt vorgehen.

- **Höre auf dein Bauchgefühl.** In welchem Umfeld befindest du dich? Du kennst es am besten und kannst am ehesten einschätzen, wie es reagieren könnte. Das gilt vor allem für diejenigen, deren Familie religiös geprägt ist.
- **Stelle dir folgende Frage:** Warum hast du **jetzt** das Gefühl oder das Bedürfnis, dich zu outen? Gibt es einen speziellen Grund? Bist du zum Beispiel verliebt und möchtest mit allen deine Gefühle teilen? Das ist legitim, und ich verstehe den Drang, nach außen zu gehen. Oder hast du für dich erkannt, schwul, lesbisch, bi- oder pansexuell zu sein? Wenn es keinen direkten Anlass gibt, hast du auch keinen Druck – lass dir also Zeit.
- **Bist du abhängig von Menschen,** die dein Leben nach deinem Coming-out schwer machen könnten? Oder glaubst du, andere Menschen unterstützen dich?
- **Sag es einzelnen Personen,** nie einer Gruppe. Wenn du drei beste Freund*innen hast, such dir eine Person raus, der du am meisten vertraust. Du bist nicht verpflichtet, es allen gleichzeitig mitzuteilen.

* Falls du von Mobbing betroffen bist, ist das eine ernste Angelegenheit. Du kannst dir jederzeit Hilfe holen. Falls deine Eltern dir nicht zuhören oder dich nicht ernst nehmen, gibt es andere Stellen, an die du dich wenden kannst. Ich empfehle dir das Buch *Wenn die Pause zur Hölle wird* von Norman Wolf, in der er sich mit den Spätfolgen auseinandersetzt.

Du musst dich nicht gleich jedem anvertrauen. Suche dir einen Menschen, dem du zu 100 Prozent vertraust, und taste dich langsam vor – ganz in deinem Tempo. Du könntest mit deiner besten Freundin oder deinem besten Freund einen Filmabend machen und auf Netflix eine Serie bingen. Vielleicht schlägst du sogar eine Serie vor, in der genau dieses Thema verhandelt wird.* Du kannst versuchen, darauf einzugehen, und sehen, wie dein Gegenüber darauf reagiert. Du musst nicht gleich einen Schritt machen, den du im Nachhinein vielleicht bereust. Meiner Erfahrung nach ist es ein gutes Gefühl und gibt viel Sicherheit, wenn man zumindest mal einen Menschen hat, mit dem man offen sprechen kann, vielleicht auch über die familiäre Situation, falls sie kompliziert ist. Bei mir war es meine Schwester Inka, das können aber auch gute Freund*innen oder andere vertraute Personen sein. Insgesamt hat das Coming-out bei mir zwei Jahre gedauert. Auch heute oute ich mich noch. Am Telefon, wenn ich zum Beispiel sage, dass mein Mann einen Termin ausmachen wird. Mein Gegenüber weiß dann sofort, dass ich schwul bin. Aber das sind fremde Menschen, die beeinflussen nicht mein Leben, und ich verbiege mich auch nicht mehr in meiner Wortwahl. Aber ich signalisiere damit meinem Gegenüber, dass ich mein queeres Leben normalisiere.

Gracias Goldene Regel

Wenn du dein inneres Coming-out geschafft hast und zu dir stehst, rate ich dir, den richtigen Moment abzuwarten, bevor du anfängst, dich vor anderen zu öffnen – vor allem, wenn du in einem Abhängigkeitsverhältnis stehst.

* Hierzu eignen sich zum Beispiel die Serien *Heartstopper, Sex Education, Please Like Me, Feel Good* oder die Filme *Love, Simon* und *Call Me By Your Name.*

Wenn dir ein Mensch fehlt, dem du dich bedingungslos anvertrauen kannst, dann findest du im Anhang dieses Buches und im Internet Anlaufstellen in deiner Umgebung. Das gilt auch, wenn deine Familie zum Beispiel sehr religiös oder konservativ geprägt ist und du Schwierigkeiten hast, dich in deinem Umfeld zu öffnen. Vielleicht hast du Angst vor ihren Reaktionen oder davor, in deiner Familie eine Außenseiterrolle einzunehmen oder verstoßen zu werden. Manchmal sind diese Katastrophenszenarien nur im eigenen Kopf, aber natürlich können sie auch real sein.

Es ist in solchen Fällen gut, sich professionelle Unterstützung zu suchen, damit du jemanden hast, der deine Probleme ernst nimmt, und du nicht das Gefühl hast, mit deinen Themen alleine sein zu müssen. Vielleicht gibt es auch einen Lehrer oder eine Lehrerin, eine/-n Sozialarbeiter*in, dem*der du vertrauen kannst und mit dem*der du drüber sprechen möchtest. Auch wir sind der **Schweigepflicht** verpflichtet. Wenn ein*e Schüler*in auf mich zukommt und mir etwas erzählt, dann kann er*sie natürlich voll und ganz auf mein Vertrauen zählen und darauf aufbauen.

Mein inneres Coming-out hat insgesamt vier Jahre gedauert. Das ist aber sehr individuell und vielleicht heute etwas einfacher als noch vor 25 Jahren. Du solltest nicht erwarten, dass dein Gegenüber bei deinem äußeren Coming-out sofort in Jubel ausbricht und in Gänze versteht, wofür du selbst längere Zeit gebraucht hast. Natürlich gibt es empathische Menschen, die es innerhalb von wenigen Augenblicken verstehen – solltest du einen solchen Menschen in deinem Umfeld haben, dann genieße und schätze es! Aber einige Menschen sind so sehr mit sich selbst beschäftigt, dass sie im ersten Moment vielleicht verletzt, beleidigt, gekränkt, getroffen, schockiert oder irritiert reagieren, weil sie zum Beispiel nicht früher ins Vertrauen gezogen wurden oder sich eine andere Zukunft für dich (und sich selbst!) vorgestellt haben. Es ist wichtig, diese Reaktionen erst einmal zuzu-

Abwertung

Befinden sich Kinder und Jugendliche in ihrem inneren Coming-out und registrieren, wie Geschwister oder Eltern abwertend auf Homosexualität oder Transidentität reagieren, wenn sie mit diesen Themen in den sozialen Medien, im Fernsehen oder in der Werbung konfrontiert werden, macht das im Inneren viel kaputt. Diese Form von Abneigung kann internalisiert werden und weitere Ängste schüren.

Liebe Lehrerkolleginnen, liebe Lehrerkollegen: Sollte es eine*n Schüler*in geben, die Sie mit diesen Themen aufsucht, dann sollten Sie auf keinen Fall dieses Vertrauen missbrauchen. Wenn eine Person sich Ihnen gegenüber outet, weil es vielleicht im Umfeld niemanden gibt, dem er*sie sich gegenüber öffnen kann, dann sagt das viel aus. Es ist wichtig, in solchen Situationen für diese*-n Schüler*in dazusein. Wenn es Sie überfordert oder Sie nicht wissen, wie Sie ihn*sie unterstützen können, suchen Sie in Absprache mit dem*der Schüler*in nach einer geeigneten Betreuungsperson, Beratungsstellen etc. Sie sind – im Gegensatz zu*zum Schüler*in – in der Lage, die richtigen Stellen ausfindig zu machen. Auch wenn Sie nicht wissen, wie Sie ihn*sie unterstützen können: Haben Sie ein offenes Ohr, seien Sie präsent, hören Sie zu – manchmal wird auch gar nicht mehr verlangt.

lassen. Beleidigungen oder verbale Ausfälle musst du dir allerdings nicht gefallen lassen. Du hast Respekt vor deinem Gegenüber und erzählst die Wahrheit, also darfst du auch Respekt erwarten. Das ist schwierig und bedarf eines guten Umgangs mit deinen Gefühlen, du musst sie zum einen überhaupt wahrnehmen und anschließend einordnen.

Gracias Goldene Regel

Nur, weil sich nicht sofort Akzeptanz für deine Sexualität oder Identität einstellt, heißt das nicht, dass sie sich nicht generell einstellen wird. Hab Geduld mit den Menschen in deinem Umfeld, gib ihnen Zeit. Sollte sich diese Akzeptanz auf längere Zeit nicht einstellen, dann wechsle spätestens als junger Erwachsener dein soziales Umfeld. Nicht du bist falsch, sondern es ist dein Umfeld.

KOPFKINO

Vermutlich stellst du dir viele Fragen. Du kannst dir sicher sein, dass du mit deinem Kopfkino nicht alleine bist, nur die wenigsten sagen sich: »Ich weiß jetzt, dass ich queer bin, jetzt müssen es auch alle wissen, und ich scheiß drauf, was die anderen sagen oder denken.« Kaum einer ist unvorsichtig, weil es eben leider noch nicht so selbstverständlich ist, wie es eigentlich sein müsste. Auch wenn wir dazu geneigt sind, es anders wahrnehmen zu wollen. Deshalb ist es gut und wichtig, dass du dir all die Fragen stellst – versuche trotzdem, dich nicht in deinem Kopfkino zu verlieren. Letztlich kannst du die Reaktionen in deinem Umfeld nicht kontrollieren, indem du dir bis in die Schlaflosigkeit Gedanken darüber machst, wie es ablaufen könnte. Das heißt nicht, dass du nicht abwägen und überlegen solltest, wie jemand reagieren könnte!

SELFCARE

Gerade weil es heikle Gespräche sind, die dich in deinem tiefsten Inneren betreffen, ist es wichtig, jeden Schritt abzuwägen. Das machst du nicht, um dein externes Umfeld gut darauf vorzubereiten, sondern für dich selbst, um dich zu schützen, damit du vorbereitet und für jeden etwaigen Sturm gestärkt bist.

> **Gracias Goldene Regel**
> Du bist richtig, so wie du bist. Kein Mensch ist wie der andere.
> Sprich mir nach und wiederhole es zehn Mal: Es darf mir gut gehen.

Ich finde es sehr wichtig, dass du dich erst einmal mit dir selbst beschäftigst und dir Zeit mit dir allein gönnst, um dich gut kennenzulernen. Ich hoffe sehr, dass dir meine Geschichten helfen, dich selbst besser zu verstehen. Vielleicht hast du ähnliche Situationen erlebt und erkennst dich darin wieder. Es lohnt sich, eigene Gedanken und Gefühle festzuhalten und sie zum Beispiel in einem Journal aufzuschreiben. Dadurch kannst du einen Weg finden, deine Identität besser zu begreifen und sie im Laufe deiner Entwicklung besser nachzuvollziehen.

FRAGEN, DIE DU DIR ÜBER DEINE EIGENE SEXUALITÄT STELLEN KANNST:

- Mit wem verbringst du besonders gern viel Zeit, merkst aber, dass du diese Person nur auf freundschaftlicher Ebene richtig gut findest?
- Wem schaust du gerne hinterher, weil du diese Person(en) anziehend findest?
- Welche Adjektive würdest du verwenden, um dein Äußeres zu beschreiben?
- Mit welchen Adjektiven möchtest du dein inneres Erleben beschreiben?
- Was denkst du, welches Bild du nach außen transportierst? Hast du das Gefühl, das stimmt mit dem überein, das du auch von dir selbst hast?
- Kennst du das Gefühl, dass du eine Rolle erfüllst und nicht dem nachgehst, wonach dir wirklich ist?
- Gibt es ein Körperteil bei anderen Menschen, das dir richtig gut gefällt? Wenn ja, welches ist es? Versuche, es möglichst ausführlich zu beschreiben.

FRAGEN, DIE DU DIR NACH EINEM COMING-OUT-GESPRÄCH STELLEN KANNST:

- Welche Gefühle wurden bei dir ausgelöst?
- Was haben die Gefühle mit dir zu tun?
- Welche negativen, aber auch positive Gefühle begleiteten dich?
- Schau genau hin: Wie können diese Gefühle am besten verarbeitet werden? Mit wem kannst du offen und ohne Schamgefühle darüber sprechen? Magst du es in deinem Journal aufschreiben? Oder auf einem Blatt Papier und es anschließend verbrennen?
- Lass etwas Zeit vergehen und halte die Gefühle aus. Denk immer daran: Gefühle kommen und gehen, sie sind kein fester Bestandteil von dir. Je mehr es dir gelingt, Scham- und Schuldgefühle, Versagensängste, Existenzängste oder das Gefühl, nicht gut genug zu sein, wahrzunehmen und auszuhalten, desto eher kann es dir gelingen, sie auch wieder gehen zu lassen und dich davon zu befreien.

KOPFKINO

Um einen Weg aus dem Kopfkino zu finden, könntest du dir alles von der Seele schreiben. Du könntest mit diesen Fragen beginnen:

- Welche Menschen sind mir besonders wichtig?
- Wem vertraue ich besonders?
- Wem möchte ich es sagen?
- Wer sollte es besser nicht wissen?
- Warum soll diese Person es nicht wissen?
- Was tue ich im Worst Case?
- Wenn ich es meinen Eltern sage, fliege ich dann von zu Hause raus?
- Wie wird mein Alltag aussehen?

2. KAPITEL

LERNE DEINE GESCHLECHTS-IDENTITÄT KENNEN

ROLLENSPIELE

In der Grundschule spielte ich am liebsten mit Mädchen. Mit Jungs war ich eigentlich kaum befreundet, außer einiger gelegentlicher Tischtennispartien verband mich wenig mit ihnen. Immer wieder stellte ich fest, dass mein Verhalten nicht sehr typisch für Jungs war, weshalb ich schon früh versuchte, diese Seite zu verstecken und mich anzustrengen, das zu zeigen, was von Jungs eben so erwartet und erwünscht wurde.

Ich versuchte, eine Rolle einzunehmen, die ich gar nicht fühlte.

Als Hans, einer meiner jüngeren Brüder, anfing, mit sieben Jahren im Verein Fußball zu spielen, meldete ich mich auch zum Probetraining an. And guess what: Es machte mir überhaupt keinen Spaß. Ich probierte es mit Tennis und später mit Basketball. Und surprise – auch das machte mich überhaupt nicht zufrieden. Schließlich bin ich nirgends hängen geblieben, was eine vermeintlich typische Jungsaktivität gewesen wäre. Ballsportarten sind bis heute nichts für mich.

Ich wusste allerdings genau, was mir Freude bereitete: Wenn ich zusammen mit Inka und ihren Barbies spielen konnte. Mein Herz ging auf, und ich fühlte mich wie im Himmel. Ich wollte den Puppen hübsche Kleidung anziehen, ihre Haare flechten und ihnen diese kleinen Plastik-High-Heels an die Füße stecken. Doch natürlich konnte ich mich auch hier nicht komplett ausleben, weil – na ja, ihr ahnt es: Für einen »typischen Jungen gehört sich so etwas nicht«. Es ist nicht so, dass ich das von allen Seiten hörte, aber ich fühlte die Blicke der anderen.

Heute weiß ich, dass es mir damals von der Gesellschaft so vorgelebt wurde: In der Schule, im Fernsehen, in der Familie – überall wird ein bestimmtes Bild propagiert, das ich für mich übernommen habe.

Also habe ich oft den Ken gespielt, damit ich mit meinem Verhalten nicht weiter auffiel. Oh man, aber das war soo boring! Ich hatte ja schon in echt immer nur meine langweilige Jungskleidung mit Pulli, Hosen, T-Shirt – wie eine Uniform. Ich wollte lieber mit den Barbies spielen, denn ich habe die unterschiedlichen Outfits so geliebt!

Einmal erzählte unsere Grundschullehrerin eine Weihnachtsgeschichte, die ich sehr faszinierend fand. Es ging um einen Jungen, dessen Schuhe kaputt gingen. Leider war seine Familie so arm, dass sie sich keine neuen Schuhe leisten konnten und er die Schuhe seiner Schwester tragen musste. Alle in meiner Klasse bedauerten diesen Jungen und waren betroffen über sein Schicksal. Aber bitte, welches Schicksal? Er durfte die Schuhe seiner Schwester tragen, wie cool ist das denn! Ich hätte alles darum gegeben, die schwarzen Lackschuhe meiner Schwester tragen zu dürfen. An die Moral von der Geschichte kann ich mich nullkommanull erinnern – nur die Schuhe haben sich in mein Gedächtnis gebrannt.

Ich merkte, wie sehr sich mein Verhalten von dem der anderen unterschied, und zog mich zurück. Ich entschied, mich nicht so zu zeigen, wie ich mich fühlte.

Wenn ich mich so zeigte, wie ich wirklich war, gab es immer wieder unangenehme Situationen, in denen ich die Blicke der anderen aushalten musste. Sie vermittelten mir das Gefühl: Wie uncool. Mit der Zeit habe ich gelernt, diese Blicke zu akzeptieren, und fand meinen eigenen, versteckten Weg, damit umzugehen. Was die anderen dachten oder wie sie sich verhielten, spielte für mich eine Rolle. Aber dafür konnte ich mich zu Hause frei ausleben, wo ich meinen Safe Space hatte – ich hatte Menschen um mich herum, die mich nicht infrage stellten und mich so hinnahmen, wie ich war. Ich fing an, mich zu verkleiden und Schminke auszuprobieren, doch darüber erzähle ich später mehr, wenn es um den Ausdruck geht.

Heute weiß ich es sehr, sehr zu schätzen und bin unglaublich dankbar für meine Familie, die mich immer unterstützte. Ich weiß aber, wie schlimm es ist, wenn man dieses Umfeld nicht hat, deshalb bin ich für dich da und schreibe für dich dieses Buch. Damit du wenigstens eine Stimme hörst, die dir sagt: Hey, du bist so cool! Und weißt du was? Mit dir stimmt einfach alles.

Was ich wirklich unfair fand, war, wenn ich mit meinen Freund*innen Vater-Mutter-Kind gespielt habe.*

Wahrscheinlich hast du das als Kind auch mal gespielt – über dieses Rollenspiel verarbeitet man, was man selbst in der Familie erfährt, und hat die Möglichkeit, die Fantasie anzukurbeln und eigene Wünsche auszusprechen.

Ich wollte so gerne auch mal die Mutter spielen, wurde dafür aber immer ausgelacht! Ich wollte mit den verschiedenen Rollen spielen, doch es war schwer, aus den vorgegebenen Mustern auszubrechen, was mich echt frustrierte. Trotzdem blieb die Neugier, ich wollte gerne wissen, wie es sich anfühlt, ein Mädchen zu sein – auch wenn ich mich in meinem Geschlecht immer pudelwohl gefühlt habe (aber dazu später mehr!).

Einmal hatte ich mir zwei kleine Flummis von meinem kleinen Bruder gemopst. Da war ich elf oder zwölf Jahre alt und wollte gerne wissen, wie es ist, Brüste zu haben, weil ich beobachtet habe, dass sich

* Man kann übrigens auch Vater-Vater-Kind und Mutter-Mutter-Kind spielen.

die Mädchen um mich herum körperlich veränderten. Also bin in die Rolle geschlüpft, habe mir die Flummis unters T-Shirt gesteckt und bin damit durch das Haus stolziert. Ich weiß noch, wie sehr meine Mutter diese Bälle hasste – ständig flogen sie irgendwo herum, sprangen auf und ab, und so klein sie auch waren: Sie hatten das Potenzial, alles zu zerstören. Jedenfalls hoffte ich, dass sie keiner bemerkte. Ich hatte nicht mit dem messerscharfen Blick meines Vaters gerechnet.

»Was hast du denn da?«, fragte er mich, und ich schrak zusammen. »Ach, das sind die Bälle von Hans«, antwortete ich verlegen. »Ich verstecke sie, damit er sie nicht findet«, wand ich mich heraus. Erst Jahre später kam mir von meiner Oma zu Ohren, dass meinem Vater in diesem Moment zum ersten Mal bewusst wurde, dass ich wahrscheinlich anders bin als seine anderen beiden Söhne.

Es ging mir nicht darum, dass ich mich nicht mit meinem Geschlecht identifizierte – ich fühlte mich in meinem Körper sehr wohl. Doch wenn es von den Erwachsenen schon fertige Rollenbilder gab, an die ich mich halten sollte, dann wollte ich gerne aus der Rolle eines Jungen ausbrechen können und andere Rollen kennenlernen!

Ich wurde als Junge definiert und habe mich selbst auch nie als Mädchen wahrgenommen. Mir war nur nie klar, warum das immer so streng getrennt werden musste. Als wäre »Mädchen sein wollen« oder »Mädchen spielen wollen« etwas Schlimmes. Es war doch auch okay, Räuber zu spielen – und die sind doch um Welten schlimmer als Mädchen …

IT'S A MAD WORLD

Womit ich als Kind eigentlich zu kämpfen hatte, waren die **heteronormativen Strukturen**. Das bedeutet, dass unsere Gesellschaft vor allem von der Sichtweise geprägt ist, dass Heterosexualität die Norm ist und es eine binäre Geschlechterordnung gibt, in die sich jeder einzuordnen hat. Die meisten Menschen gehen davon aus, dass es nur zwei Geschlechter gibt, also männlich und weiblich. Sie gehen auch davon aus, dass Männer Frauen begehren und umgekehrt und es nur Paarkonstellation zwischen Männern und Frauen gibt. Zum Glück bricht diese Vorstellung langsam auf, aber ich betone »langsam«, weil diese Vorstellungen so tief verankert sind, dass es vermutlich einige Generationen braucht, bis wir uns von diesen Denkmustern befreien können.

Man sagt auch: Heteronormativität oder heteronormative Denkmuster.

Was bedeutet das für uns queere Menschen? Heißt das, dass wir nicht normal sind? **NEIN!** Wir sind Menschen, alle Menschen sind normal und dürfen so sein, wie sie sich fühlen und definieren.

Queer umfasst alle Menschen, die sich nicht in die Heteronormativität einordnen wollen oder können. Damit sind die Geschlechtsidentität, die sexuelle Orientierung und die sexuelle Präferenz gemeint.

»Normal sein« bedeutet, dass irgendjemand irgendwann einmal dieses »Normalsein« definiert und festgelegt hat. Diese Vorstellung wurde von vielen Menschen aufgenommen und weitergegeben, man sagt hier auch: reproduziert. Eltern reproduzieren die Bilder und geben sie an ihre Kinder weiter, diese wiederum an ihre Kinder.

Stell dir mal vor, du bekommst ein weißes Blatt Papier, mit der Aufgabe, ein Motiv zu malen. Stell dir jetzt vor, dass du ein Blatt Papier bekommst, in dem die Linien des Motivs schon vorgezeichnet sind und du es bloß noch auszumalen brauchst. Ungleich leichter, oder? Ungefähr so verhält es sich mit unserer Identität: In einer heteronormativen Welt sind die Linien deiner Identität schon vorgegeben; deine Aufgabe ist, sie auszumalen. Was aber, wenn die Form gar nicht zu dir und deinen Gefühlen passt?

Es hat ganz starke, sehr konkrete Auswirkungen auf dich und dein persönliches Umfeld: Wir schauen Filme und Serien, lesen Bücher, beobachten Paare in unserer Umgebung. Wenn sich alle Geschichten so entwickeln, wie es die heteronormative Gesellschaft erwartet, gibt es kaum Raum für andere Geschichten. Wenn in Filmen nur Männer Frauen einen Heiratsantrag machen, dann gehen wir automatisch davon aus, dass nur Männer Frauen einen Heiratsantrag machen dürfen.

Vielleicht erinnerst du dich: Wir alle sind soziale Wesen, dieses Merkmal ist bei jedem individuell stärker oder schwächer ausgeprägt. Menschen sind trotzdem darauf ausgerichtet, in Gemeinschaften zu leben.

Natürlich kann ein Mann seiner Liebsten einen Heiratsantrag machen. Aber eben nicht nur ein Mann. Jede Person kann einer anderen Person, unabhängig von ihrer Sexualität oder ihrer Geschlechtsidentität, einen Antrag machen. Doch wenn diese vielen Möglichkeiten nicht gezeigt werden, wie soll man dann davon erfahren? Heutzutage haben wir so viele Optionen, diese weiteren Lebensentwürfe zu zeigen. Es können Geschichten erzählt werden, die diese heteronormativen Strukturen nicht weiter unterfüttern.* Und zwar in den sozialen Netz-

* Obwohl es natürlich bezaubernde Liebesgeschichten gibt, die auch weiter erzählt werden dürfen – aber als eine Variante von vielen, vielen Möglichkeiten.

werken, in Serien, im Kino, in der Literatur. Die gute Nachricht ist, dass sich die Vorurteile wirklich beginnen abzubauen. Denkt daran, dass eure Eltern und Großeltern noch mit ganz anderen Medien aufgewachsen sind, und nicht die Möglichkeit hatten, auf TikTok unterschiedlichen Menschen zu folgen. Ich hatte, wie schon anfangs erwähnt, sage und schreibe drei Fernsehkanäle, als ich klein war. Man hatte nur das zur Verfügung, was von TV- oder Kino-Produzenten produziert wurde: Und die meisten Produzenten waren männliche, heterosexuelle, steinreiche Menschen, und dieser kleine Ausschnitt unserer vielfältigen Gesellschaft bestimmte, was ein großes Publikum zu sehen bekommt. Lange wurden Geschichten von Homosexuellen oder trans Personen als Nische abgetan, weil viele dachten, damit nicht genügend »Geld zu machen«. Der Kapitalismus ist also auch ein ziemlich starker Treiber von Heteronormativität.

Ich möchte an dieser Stelle etwas Wichtiges klarstellen: **So etwas wie »normal« gibt es nicht**, auch wenn du vermutlich oft hörst: eine normale Kindheit, ein normaler Beruf, ein normaler Mensch. Aber was heißt schon normal? Gehört Buchhaltung zu einem »normalen« Beruf, weil ihn viele Menschen ausüben? Der Bedarf an Buchhalter*innen ist groß. Jede Firma benötigt welche, große Unternehmen haben ganze Abteilungen, die nur die Buchhaltung machen. Sie sorgen dafür, dass alle beschäftigten Personen ihren Lohn rechtzeitig erhalten, oder kümmern sich um die Steuern. Der Beruf ist also ziemlich wichtig für die Firmen, damit alle Zahlungen korrekt abgewickelt werden können. Buchhalter*innen sind also wahrscheinlich auch für die Lebensgrundlage deiner Familie sehr wichtig.

Schauen wir uns mal im Vergleich einen Beruf an, der nicht als »normal« gilt. Zum Beispiel Schauspieler*innen, von denen es ja öfter heißt, sie hätten keinen »normalen« Job – vielleicht weil Firmen sie in der Regel nicht anstellen oder es im Verhältnis einfach viel weniger gibt als Buchhalter*innen. Wenn es kein »normaler« Job wäre, was

Ally, Verbündete*r, Unterstützer*in, Fürsprecher*in

Eine Person, die selbst nicht zur LGBTQIA+-Community gehört, aber diese unterstützt, wird als Ally oder Fürsprecher*in bezeichnet. Sie arbeitet aktiv daran, tritt für ein tolerantes Miteinander ein, klärt andere Menschen über die Belange der Community auf und nutzt ihre Position, um sich für die Gleichstellung diskriminierter Personen einzusetzen.[8]

Falls du ein Ally sein möchtest und nicht genau weißt, wie du anfangen kannst, aktiv zu werden, könntest du damit beginnen:

- Kauf Bücher, in denen sich queere Protagonisten ineinander verlieben. Je mehr Menschen queere Bücher kaufen, desto mehr werden erscheinen. Lange galten sie als ein Nischenprodukt, mit kleiner Zielgruppe, weshalb sich die Verlage kaum getraut haben, Bücher mit queeren Geschichten zu veröffentlichen. Diese Einstellung ändert sich gerade, und du kannst dazu beitragen, dass sich diese Tendenz positiv verstärkt.
- Schau im Kino Filme, in denen trans Personen die Hauptfigur spielen. Auch im Kino galten queere Geschichten lange als »schwere Kost«. Es gibt so viele tolle, lustige, traurige, schöne Geschichten – wenn du sie dir ansiehst, wissen die Kino- und Filmproduzent*innen, dass es einen Markt dafür gibt, und produzieren noch mehr Filme. Je mehr Menschen diese Geschichten sehen, desto eher eröffnet sich die Möglichkeit, dass auch Menschen, die eher in heteronormativen Denkmustern verhaftet sind, diese Bilder sehen und sie verinnerlichen können.
- Schließe dich dem CSD deiner Stadt an und nutze die Feierlaune, um Menschen der Community kennenzulernen.
- Frag nach und versuche, ohne festgelegte, vorgefertigte Definitionen auf die Menschen einzugehen, die vor dir stehen.

Versuche Empathie bei denjenigen zu wecken, die sich schwertun. Es reicht aus, zu erklären, dass du nicht an eine Heteronormativität glaubst und denkst, dass es sehr viele queere Menschen gibt, die es genauso verdient haben, offen, glücklich und entspannt zu leben.

täten wir, wenn wir keine Filme oder Serien schauen könnten? Ich glaube, unsere Welt wäre viel langweiliger und farbloser.

Normal kommt vom Begriff »Norm« und bedeutet »Durchschnitt«. Der Durchschnitt stellt einen Mittelwert dar, zum Beispiel aller Berufe, Eigenschaften oder Merkmale, die überhaupt existieren. Ich finde es merkwürdig, verschiedene Berufe miteinander zu vergleichen, weil die Stärken und Schwächen aller Menschen woanders liegen. Und es ist nun einmal so, dass wir viele Buchhalter*innen benötigen, aber nicht ganz so viele Schauspieler*innen (obwohl – bei den vielen Netflix-Produktionen vielleicht ja schon!?). Ich werde daher in diesem Buch nicht mehr von »normal« sprechen. Dieses Adjektiv bezeichnet einen künstlichen Menschen, den es in echt nicht gibt.

BUT FIRST THINGS FIRST: WAS IST EIGENTLICH DAS GESCHLECHT UND WAS GESCHLECHTSIDENTITÄT?

Im vorherigen Kapitel haben wir bereits verschiedene sexuelle Identitäten kennengelernt und gesehen, wie unterschiedlich jeder definiert, von wem er*sie sich angezogen fühlt. Gehen wir über zum **biologischen Geschlecht (sex)**, einem wichtigen Thema, das sehr kontrovers diskutiert wird. Versuchen wir, es deshalb nüchtern zu betrachten.

Bei der Fortpflanzung gibt es zwei Geschlechter: Die Gameten, das ist der biologische Begriff für Geschlechtszellen, können in weibliche (Eizellen) und männliche (Spermien) eingeteilt werden. Eizellen werden von Spermien befruchtet, so wird ein Fötus gezeugt.[9]

Bei der Geschlechtsausprägung eines Menschen sieht es anders aus, hier sprechen wir vom Gesamtbild der inneren und äußeren Geschlechtsmerkmale **plus** Organe **plus** Gene **plus** Hormone. Diese Entwicklung beginnt beim Fötus in der siebten Woche, nachdem das befruchtete Ei sich im Uterus eingenistet hat. Der XX- und XY-Chromosomensatz aus der DNA, aber auch Hormone sorgen dafür, dass sich weibliche oder männliche Geschlechtsmerkmale entwickeln – man spricht hier von zwei Standardprozessen, weshalb das Modell männlich/weiblich existiert. Da es sich um eine schrittweise Entwicklung handelt, gibt es Abweichungen, weshalb es zu Varianten kommt und zu Geschlechtsausprägungen, die weder eindeutig männlich noch eindeutig weiblich sind. Zum Beispiel kann man mit einem XX-Chromosomensatz Hoden haben. In diesem Fall wird von **Intergeschlechtlichkeit** gesprochen.[10]

Sex and gender

Biologisches Geschlecht = sex = Hormone + Geschlechtsorgane + Chromosomensatz

- Bei vielen Menschen weisen alle Merkmale auf ein Geschlecht hin.
- Bei einigen Menschen sind diese Merkmale mehrdeutig. Diese Information ist relevant für alle Menschen, die sich mit ihrem Geschlecht nicht identifizieren können.

Soziales Geschlecht = gender = Verhaltensweisen, die kulturell und sozial geprägt sein können

- Die Geschlechterrolle ist die Summe aller Verhaltensweisen eines bestimmten Geschlechts, die von einer Kultur als typisch bezeichnet und/oder akzeptiert werden.
- Diese Rolle wird Personen zugewiesen und es ist eine von außen herangereichte Erwartung.

Dieses Raster vereinfacht es, sich selbst einzuordnen. Wenn es passt, kann das gut funktionieren. Wenn nicht, ist es ein schwieriger Prozess, sich davon abzukapseln und seine eigene Rolle zu finden.[11]

Ich will damit sagen: Bei der Geburt wurde dir aufgrund deiner biologischen Merkmale ein **Geschlecht zugewiesen**. Dieses muss aber nicht gezwungenermaßen mit deiner Geschlechtsidentität übereinstimmen.[12]

Die **Geschlechtsidentität** entwickelt sich bereits im Alter von drei, vier Jahren und ist schon mit sechs, sieben Jahren abgeschlossen. Das heißt, sobald du in die Schule kommst, weißt du für dich selber, mit

Identität

- **Cis*identität:** Das bei der Geburt zugewiesene Geschlecht entspricht dem eigenen, inneren Bild – *Cis-Mann* und *Cis-Frau*.
- **Trans*identität, Transgender:** Das innere Bild, die Identität, entspricht nicht dem biologischen Geschlecht, das bei der Geburt zugewiesen wurde – *trans Mann* und *trans Frau*.
- **Binäre Identität:** Die Person identifiziert sich als weiblich oder männlich.
- **Non-binäre Identität/Genderqueer:** Sammelbegriff für Menschen, die sich nicht ausschließlich als männlich oder weiblich identifizieren. Die Identifikation kann stabil oder *gender fluid* sein, wenn es sich stetig wandelt.
- **Intergeschlechtlichkeit/Inter:** Biologische Geschlechtsausprägung, die weder eindeutig männlich noch eindeutig weiblich ist.
- **Androgyn:** Kann als Geschlechtsidentität verwendet werden, wenn sich ein Mensch zwischen männlich und weiblich verortet und Elemente beider Geschlechter hat.
- **Pangender:** Ein Mensch, der sich mit allen Geschlechtsidentitäten identifiziert.
- **Demiboy:** Eine Person, die sich überwiegend, aber nicht ausschließlich, mit maskulinen Eigenschaften beschreibt.
- **Demigirl:** Eine Person, die sich selbst überwiegend, aber nicht ausschließlich, mit femininen Eigenschaften beschreibt.

welchem Geschlecht du dich identifizierst. Dieser Prozess ist **subjektiv** und kann nicht von außen objektiv gemessen werden.[13] Weil unsere Gesellschaft auf festem heteronormativen Grund steht, wissen bereits Kinder, dass sie nicht viele Optionen haben. Also genau zwei. Sie identifizieren sich mit dem ihnen bei der Geburt zugewiesenen Geschlecht oder lehnen es bereits im Vorschulalter ab (ohne zu wissen, dass es Transidentität gibt).

WENN DAS INNERE NICHT DEM ÄUSSEREN ENTSPRICHT

Wenn das Empfinden besteht, dass das Körper- und Identitätsgeschlecht nicht zusammenpassen, kann eine **Trans*identität** (auch: **Transgender**) vorliegen. Solltest du dich mit diesen Gefühlen beschäftigen, lege ich dir nahe, dich an Fachpersonen zu wenden. Es gibt verschiedene Möglichkeiten, dich sowohl medizinisch als auch psychotherapeutisch begleiten zu lassen. Es gibt die Möglichkeit, geschlechtsangleichende Operationen und/oder Hormonbehandlungen durchzuführen. Bei diesen Eingriffen sollten einige Faktoren berücksichtig werden, die wiederum von Fachpersonen sehr gut eingeschätzt werden können und mit denen du ausführlich über deine Gefühle, konkreten Sorgen und Ängste sprechen kannst.[14] Es gibt nicht die eine maßgeschneiderte Lösung, die für alle trans Menschen gleichermaßen funktioniert, deshalb ist es wichtig, dass du Menschen hast, die dich während deines Prozesses unterstützen, damit du deinen eigenen Umgang mit deiner Trans*identität finden kannst. Wenn du dich an Fachpersonen richtest, achte darauf, dass deine Sorgen ernst genommen werden.

Sollte eine Transition bevorstehen, gibt es viele Herausforderungen und Fragen, mit denen du dich beschäftigen wirst. Behältst du deinen Namen bei oder wählst du einen aus, der zu deiner Geschlechtsidentität passt? Welche Kleidung passt zu dir? Worin fühlst du dich wohl? Gibt es Amtsgänge zu tun? Wahrscheinlich wirst du dich auch mit dem **Coming-out** auseinandersetzen. Je nach Situation, je nachdem, wie dein Umfeld dich unterstützend begleiten kann, ist es leichter oder schwieriger für dich. Du musst dich nicht unbedingt outen. Sobald es sich für dich stimmig anfühlt, kannst du loslegen und im Kapitel Schritt für Schritt (ab S. 50) genau nachlesen, welche Schritte nun auf dich zukommen. Falls du dich dazu nicht bereit fühlst, weil du vielleicht Ängste hast, nicht akzeptiert zu werden und/oder alles für dich erst noch weiter ausloten möchtest, dann nimm dir diesen Raum. Unbedingt!

Akzeptanz

Der Leidensdruck von trans Menschen kann sehr hoch sein. Sie signalisieren nach außen eine Geschlechtsidentität, die sie im Inneren nicht fühlen. Das kann zu Schamgefühlen führen und hohes Leid erzeugen, was sich zum Beispiel in sozialen Ängsten ausdrücken kann. Das betrifft auch die Sexualität, die im als falsch empfundenen Körper nicht frei ausgelebt werden kann.

Gerade bei trans Jugendlichen ist es sehr wichtig, dass sie eine gute Beziehung zu ihren Eltern haben, um von ihnen unterstützt zu werden. Es ist wissenschaftlich erwiesen, dass eine gute Beziehung zu den Eltern die weitere Entwicklung positiv beeinflusst. Leider ist das oft nicht der Fall, weil die Eltern mit ihren Erwartungen an ihr Kind hadern, selbst Unterstützung benötigen und das Versorgungsnetzwerk überlastet sein kann.[15]

Unsere Aufgabe als begleitende Personen ist es, den Menschen so anzunehmen, zu akzeptieren und ihn*sie so anzusprechen, wie er*sie es sich für sich wünscht. Wenn man es nicht genau weiß oder unsicher ist, kann man nach dem Namen und dem Pronomen fragen. Auf Sprache und Pronomen werden wir in Kapitel 5, Zeigen wir uns, ab S. 207 genauer eingehen.[16]

Wichtige Begriffe

Passing: Die Geschlechtsidentität wird von anderen akzeptiert. Das Geschlecht der Person wird als die gelesen, wie sie gesehen werden möchte.

Gender Euphorie: Das Gefühl, wenn die eigene Geschlechtsidentität von außen bestätigt wird. Zum Beispiel, wenn das richtige Pronomen verwendet wird.

Deadname: Abgelegter Name. **Deadnaming** bedeutet, eine trans Person mit ihrem abgelegten Namen anzusprechen. Geschieht dies bewusst, ist dies ein diskriminierender Akt. Der abgelegte Name passt nicht zu dem Geschlecht, mit dem sich die trans Person identifiziert. Es besteht immer die Möglichkeit, die Person zu fragen, mit welchem Namen und Pronomen sie angesprochen werden möchte.

Misgendering: Wenn Menschen nicht so angesprochen werden, wie es zu ihrem Geschlecht passt und Pronomen und/oder Anrede falsch gewählt werden. Es kann ein bewusster, diskriminierender Akt sein oder eine unbewusste, unbeabsichtigte Verletzung.

Geschlechtsangleichende Operation: Chirurgischer Eingriff, bei dem die biologischen Geschlechtsteile der Geschlechtsidentität angepasst werden.

Transition: Prozess, bei dem soziale, körperliche und/oder juristische Änderungen vorgenommen werden, um die eigene Geschlechtsidentität nach außen kommunizieren zu können. Dazu können geschlechtsangleichende Operationen gehören, Hormontherapien, Namensänderung, anderer Kleidungsstil und so weiter.

MtF: »male-to-female« – männlich zu weiblich. Begriff wird vor allem im medizinischen und rechtlichen Kontext verwendet.

FtM: »female-to-male« – weiblich zu männlich.

Selbstbestimmungsrecht

Derzeit wird das neue Selbstbestimmungsrecht vorbereitet, das im Parlament verabschiedet wird. Das Gesetz ermöglicht volljährigen Personen, ihren Personenstand und Vornamen ohne weitere Nachweise beim Einwohnermeldeamt ändern zu lassen. Minderjährige im Alter unter 14 benötigen die Zustimmung der Sorgeberechtigten, damit sie einen Antrag stellen können. 14- bis unter 18-Jährige benötigen die Zustimmung der Sorgeberechtigten, können den Antrag aber selber stellen.[17]

DER PRINZENBALL, DER ALLES VERÄNDERTE

Eines Freitagabends war ich bei meiner Schwester. Wir lebten zu der Zeit Tür an Tür und hatten das Ritual, das Wochenende mit einem Kaffee einzuläuten. Ich befand mich gerade in meinem Referendariat und genoss es sehr, mich mit ihr auszutauschen und alles zu besprechen, was uns auf dem Herzen lag.

»Du, die Katja ist abgesprungen«, erzählte mir Inka nebenbei, während ich sie fragend anschaute. Ich hatte eine leise Ahnung, worum es ging: Es war Fastnachtszeit und das Fastnachtswochenende stand vor der Tür. Ich bin zwar in der Fastnachtshochburg Mainz aufgewachsen, hatte damit aber nie viel am Hut. Natürlich war ich mit meinem Opa ein- oder zweimal auf einem Rosenmontagsumzug gewesen, aber das Bedürfnis, aktiv mitzumischen, hatte ich nie. Für mich stand Fastnacht immer mehr unter dem Motto »Alkohol«, statt sich zu verkleiden.

»Och nöö, Fastnacht ist dooof«, nölte ich. »Außerdem, Sissy, ich habe ich doch nicht mal ein Kostüm!«* Aber im Grunde genommen spürte ich schon, dass ich nicht abgeneigt war. Ich mochte die Mädelsgruppe von Inka und hatte Bock, mit ihnen feiern zu gehen.

»Ach komm, wir machen dich richtig schick! Wir finden etwas in meinem Kleiderschrank«, meinte Inka enthusiastisch. »Wir könnten dich doch als Frau zurechtmachen!«

Das überrumpelte mich etwas. »Lass mich eine Nacht darüber schlafen«, bat ich sie. Doch im Grunde war ich wenig abgeneigt und hatte schon gemerkt, dass Inka die Idee super witzig fand. Ich wusste

* Sissy kommt von Sister und war der Spitzname meiner Schwester, den nur ich verwenden durfte.

nicht, ob es das Richtige für mich war. Zu dem Zeitpunkt war ich 27 und hatte die Verkleidungskünste aus meiner Kindheit hinter mir gelassen. Während der Pubertät hatte es sich einfach verwachsen.

Heute denke ich, dass das Bedürfnis und der Wunsch immer in mir schlummerten, aber andere Dinge im Vordergrund standen. Ich war mit meiner Sexualität beschäftigt und musste vieles für mich klären.

Als ich die Nacht darüber geschlafen hatte, war mein Gefühl schlagartig anders. Ich wollte unbedingt als Frau zum Fasching gehen. Und wenn schon, dann bitte richtig. Also ging ich zu meiner Schwester und erklärte ihr, dass ich mitmachte, allerdings unter der Voraussetzung, dass wir das ganze Programm absolvierten: Ich wollte mir die Beine rasieren, meine Schwester musste mir beim Schminken helfen und ich wollte ein Kostüm, das sexy war. Auf keinen Fall wollte ich mit einem knöchellangen Rock herumlaufen – Minirock und hohe Schuhe sollten es schon sein!

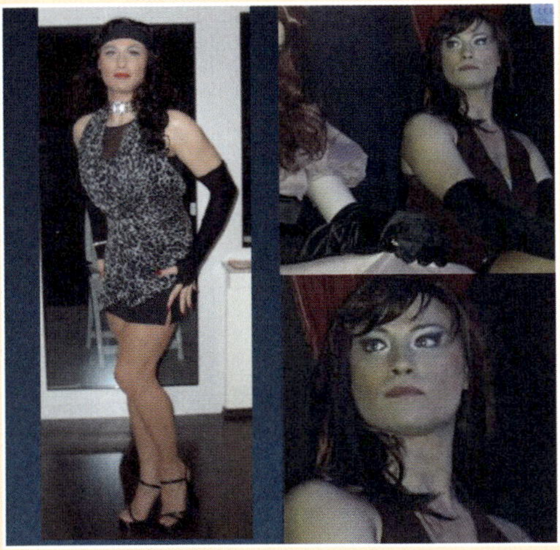

In Inkas Kleiderschrank fanden wir die perfekte Kombi: Ein Kleid mit Leopardenmuster, Riemchensandalen mit Blockabsätzen, lange Handschuhe ohne Finger und ein eng anliegendes Halsband aus Silber. Die Sandalen hätte Inka ohnehin ausrangiert, deshalb konnte ich sie so präparieren, dass ich mit meinen dicken Füßen gut reinpasste. Dann stellte ich mich in die Badewanne und begann, sorgfältig meine Beine zu rasieren. Da kamen erste Zweifel an meinen Plan: Nachdem ich das erste Bein geschaffte hatte, war ich so geplättet, dass ich keinen Bock mehr hatte. So nervig hatte ich mir das nicht vorgestellt!

Alle, die Erfahrung haben, können sich vielleicht vorstellen, was ich meine: Es war eine blutige Angelegenheit.

Ich sammelte mich, nein, daran sollte es nicht scheitern. Also Augen zu und durch. Das zweite Bein war dran … Beim Schminken tat ich, was ich konnte. Da ich schon immer gern gemalt hatte, kriegte ich es irgendwie hin. Meine Schwester tunte dann noch einmal nach – sie zeichnete den Lidstrich nach, verteilte das Rouge richtig, klebte mir falsche Wimpern und Strasssteinchen an. Als Finale bekam ich von ihr noch eine Perücke aus langen schwarzen Locken, und ich klebte mir sogar noch aus Tapes ein Dekolleté – und fertig war das Fastnachtskostüm!

Als ich mich im Spiegel betrachtete, fühlte ich mich toll. »Wow, wäre ich hetero, würde ich mir gefallen!«, dachte ich. Doch als ich das Haus verließ, hämmerte mein Herz ganz schön. Mir war bewusst, dass es Fastnacht war und ich mich für nichts zu schämen brauchte, deshalb war mir überhaupt nicht klar, warum ich auf einmal so nervös wurde!

Das Kostüm war einfach zu perfekt für ein Fastnachtskostüm. Ich hatte Angst, dass die Menschen erkannten, dass ich mir zu viel Mühe für ein angeblich lustiges Kostüm gegeben habe …

Da ich die einzige Person war, die keinen Alkohol trank, wurde ich von den Mädels prompt zum Fahrdienst verdonnert. Die Stimmung war super, als wir zur Location fuhren, und das tat mir wirklich gut, denn allmählich legte sich dadurch meine Nervosität. Nachdem wir in der Nähe einen Parkplatz gefunden hatten, stiegen Inka und ihre Freundinnen aus. Während ich das Auto abschloss, geschah das Unfassbare: Ein Autofahrer hupte mir hinterher, mir! Nicht meiner Schwester, die wie ein Model aussah, Wettbewerbe gewonnen hatte und sogar mal in der *Bravo Girl* war – das Hupen galt mir! Auch als wir die Halle betraten, war ich geflasht, mein Herz hämmerte wie wild. Ich bemerkte die Blicke von Männern, aber auch von Frauen. Ich wurde von oben bis unten gemustert. An ihren Blicken erkannte ich, wie sehr ich sie verwirrte. Sie erkannten mich vom Gesicht her als Mann, doch das Dekolleté irritierte sie und ich sah ihre fragenden Gesichter: War das nun Männlein oder Weiblein? Ist das toll oder komisch? Diese Reaktionen haben mir irre Spaß gemacht. Meine anfängliche Nervosität hatte sich komplett verzogen.

Ich achtete mehr darauf, welche Reaktionen ich bei den Menschen auslöste, als auf die Party selber – die war mir so was von schnuppe.

Diese Fastnachtsnacht war ein einschneidendes Erlebnis. Ich spürte, dass das bloß der Anfang von etwas gewesen war. In den kommenden zwei Jahren habe ich das wiederholt, im dritten Jahr auch, doch da änderte sich etwas …

DU BIST MEHR ALS DIE SUMME ALLER DINGE

Okay, es ist ganz schön viel, womit du dich auseinandersetzen musst – I feel you. Was ich dir aus meiner Erfahrung immer wieder sagen kann, ist: Es braucht Zeit. Für uns queere Menschen ist es schwieriger, unsere Identität zu entwickeln, denk an das Bild mit und ohne die vorgefertigten Linien. Unter anderem liegt es auch daran, dass uns Vorbilder in unseren Familien fehlen.

Ich hatte wenige Vorbilder, die mir zeigten, dass ich ein gewöhnliches Leben führen kann, ohne mich verbiegen zu müssen.

Heterosexuelle Menschen mit heterosexuellen Eltern können auch Schwierigkeiten haben, ihre Identität zu entwickeln, haben aber eher die Möglichkeit, sich an den Vorstellungen ihrer Eltern zu orientieren. In der Regel übernehmen die Kinder von ihren Eltern, wie sie ihre eigene geschlechtliche und sexuelle Identität interpretieren. Das kann funktionieren, wenn man die gleiche sexuelle Orientierung und eine ähnliche Geschlechtsidentität hat. Sobald diese aber abweicht, können Eltern nicht mehr als Vorbilder fungieren.

Die Frage, womit man sich identifiziert, ist eine wesentliche Frage, die uns im Kern betrifft. Ich hatte als Kind und Jugendlicher das Gefühl, ein heteronormatives Leben führen zu müssen. Deshalb bin ich unter anderem auch Lehrer geworden und schreibe dieses Buch: Um zu zeigen, dass man seine eigene Identität leben kann.

Ich höre oft, dass sich Menschen darüber aufregen, dass es so viele Labels gibt oder Schubladen geöffnet werden, während man

Questioning

Questioning bedeutet »fragend« und bezeichnet Menschen, die noch nicht ihr passendes Label gefunden haben – sie sind noch auf der Suche nach der richtigen Beschreibung ihrer Sexualität und/ oder Geschlechtsidentität.

doch eigentlich das Schubladendenken aufbrechen möchte. Das hast du bestimmt auch schon gehört. Lass dich davon nicht beirren. Wir haben im Laufe dieses Buches viele Arten von Identitäten kennengelernt, weil es mir wichtig ist, dir zu zeigen, was es alles gibt.

Außerdem möchte ich mit einem Missverständnis aufräumen: Es geht nicht darum, Menschen zu labeln, die sich bereits gefunden haben. Für sie ist alles fein, sie wissen, wer sie sind. Es geht darum, denjenigen zu helfen, die noch auf der Suche sind, damit sie sich selber besser verstehen und auf keinen Fall denken, dass mit ihnen etwas nicht stimmt. Vielleicht kennst du dieses Gefühl der Erleichterung, wenn man feststellt, dass es einen Begriff für das eigene Verhalten und Empfinden gibt. In dem Moment weiß man, dass es auch andere Menschen gibt, die so fühlen, und man nicht alleine ist – man fühlt sich **zugehörig**.

Mir ging das so, als ich den Begriff *Drag* zum ersten Mal hörte. Davon erzähle ich dir später mehr!

Es ist doch großartig, dass wir dabei sind, einen großen Schrank zu bauen, der Platz für viele, viele Schubladen hat. So bekommt jede*r von uns die Möglichkeit, sie alle aufzureißen, sich alles supergenau anzusehen und – um es mal plakativ auszudrücken – alle Socken darin auszuprobieren. Dass wir die Socken in diesen Schubladen kennenlernen und entdecken dürfen, haben wir auch der Social Media zu verdanken, die enorm zur Sichtbarkeit beigetragen hat (auf das Thema werden wir später noch ausführlicher eingehen, es gibt ja leider auch Schattenseiten).

Sobald du deine Schublade gefunden und dich eingehend mit ihrem Inhalt auseinandergesetzt hast, kannst du die Schublade guten Gewissens wieder schließen. Du musst jetzt nicht mehr darin rumwühlen, um passende Socken zu finden. Sie kommen dir nicht mehr abhanden, denn du weißt, wo sie sich befinden.

> **Gracias Goldene Regel**
> Du weißt jetzt, wer du bist, und kannst für dich das Schubladendenken ablegen. Du kannst nun lernen, dich fallen und das Leben auf dich zukommen zu lassen. Wie aufregend, dass du jetzt die Möglichkeit hast zu sehen, in welche ungeahnten Richtungen dein Leben sich entwickeln wird.

Vor 25, 30 Jahren gab es für vieles noch keine Begriffe. Das Wort »queer« hat sich im deutschsprachigen Raum erst in den letzten Jahren so richtig etabliert. Was für eine Freiheit, dass sich nun auch Menschen definieren können, die sich bislang weder zur schwulen noch zur lesbischen Community gezählt, sich aber auch nicht als Teil der heteronormativen Gesellschaft gesehen haben. Das Wort »queer« hat eine große Macht auf Individuen und die Gesellschaft: Es macht sichtbar, dass es Menschen gibt, die sich bis jetzt weder wohlgefühlt, repräsentiert noch *gesehen* gefühlt haben. Durch die Anerkennung wird dieser sehr wichtige und längst notwendige Schritt unternommen. Wenn es einen Resonanzraum gibt, Menschen, mit denen ich mich identifizieren kann, habe ich viel leichter die Möglichkeit, mich selbst besser kennenzulernen – und zu wissen: Wer bin ich, wer will ich sein, wie kann

Weitere Aspekte der Identität

- deine ethnische Herkunft
- dein Alter
- deine Sprache
- deine Bildung
- dein sozioökonomischer Status (wie viel deine Familie verdient, in welche Schicht du hineingeboren wurdest)

All das umfasst deine Gesamtidentität. Die aktuelle Forschung geht davon aus, dass die Entwicklung der Identität nie ganz abgeschlossen ist. Wie deine Bedürfnisse ist auch die Identität immer im Fluss. Sobald du in den Beruf einsteigst, eigenes Geld verdienst oder in eine andere Stadt ziehst, verändern diese äußeren Umstände auch dein inneres Bild. Dein inneres Bild von dir selbst verändert wiederum dein äußeres Bild. Ich mag diesen Gedanken, denn das bedeutet für mich Leben, auf diese Weise können wir uns stets lebendig fühlen.

ich sein. Dazu dann mehr im nächsten Kapitel, wenn es um die Community geht.

Gracias Goldene Regel

Das Schöne ist: Du hast immer die Möglichkeit, Protagonist*in in deinem eigenen Leben zu sein. Sobald du die Basics für dich geklärt hast, eine passende Umgebung, in der du dich wohlfühlst, gefunden hast, kannst du dein Leben voranpushen, so wie du das möchtest – und zwar in deinem Tempo.

UND WIE GEHE ICH MIT DEN ANDEREN UM?

Vielleicht kennst du das Gefühl, dich verteidigen zu müssen für das, was du bist. Sobald du die Phase des Questionings für dich abgeschlossen hast und weißt, wie du dich identifizieren möchtest, musst du dich nicht mehr verteidigen. Entweder zeigt dein Umfeld Akzeptanz – hooray, das ist ein großes Glück –, oder es zeigt sich enttäuscht beziehungsweise ist nicht in der Lage, damit klarzukommen. Lass uns mal überlegen, woran das liegen könnte.

Womit jeder Mensch irgendwann einmal in Berührung kommt – manchmal ist das sehr ausgeprägt, manchmal weniger –, sind Erwartungshaltungen, die von außen herangetragen werden und bei denen man nicht sofort erkennt, ob es sich auch um die eigenen Erwartungen handelt.

Inzwischen habe ich mich von den Erwartungen anderer gelöst und ein Leben im Spannungsfeld ist für mich zum Alltag geworden. Als Lehrer und Dragqueen switche ich regelmäßig zwischen der vermeintlich konservativen und der unkonventionellen Rolle.

Wenn du überlegst, mit deinem Coming-out zu warten, weil du Angst hast, deine Familie – deine Eltern, Großeltern, Geschwister – zu enttäuschen, dann kann ich dich sehr gut verstehen, so ging es mir auch.

Ein Coming-out ist nur in einer heteronormativen Gesellschaft nötig. Wenn alle Beziehungsarten, alle Geschlechtsidentitäten, jegliche sexuelle Orientierung gleich gewertet wären, wäre ein Coming-out überflüssig.

Als Deutschlehrer liebe ich die deutsche Sprache und die Bedeutung ihrer Worte, deshalb lasst uns mal das Wort **Ent-täuschung** genau anschauen: Eine Täuschung wird aufgelöst, das heißt eine Erwartung oder eine Hoffnung wird nicht erfüllt. Aber wo liegen die Erwartungen oder Hoffnungen – doch nicht bei dir, oder? Du kannst nichts dafür, dass zum Beispiel deine Eltern bestimmte Hoffnungen in dich setzen – vielleicht, dass du ihnen Enkelkinder »schenkst« oder sie von dir erwarten ein »normales Leben« zu führen – whatever that means.

Gracias Goldene Regel

Es gehört nicht zu deiner Aufgabe, dein Leben nach den Erwartungen deiner Eltern auszurichten. Deine Aufgabe ist es, dich selbst kennenzulernen, deine Bedürfnisse zu erkennen, deine Gefühle wahrzunehmen und danach zu leben!

Je größer die Erwartungen und Hoffnungen werden, später Enkelkinder zu haben, um beim Beispiel zu bleiben, desto größer ist auch die Enttäuschung. Wenn sich Eltern von Anfang an Zeit lassen und einen Raum für verschiedene Optionen eröffnen – zum Beispiel, dass das Kind homosexuell sein könnte und/oder kein Kinderwunsch vorhanden ist –, dann werden sie auch nicht enttäuscht sein, wenn ihr Kind später keine Kinder haben wird (also sie keine Enkel haben werden). Sie können nicht für dich entscheiden, ob du es bereuen könntest, keine Kinder bekommen zu haben: Ja, dieser Fall könnte eintreten, aber das ist deine Angelegenheit, es sind deine Gefühle; dafür kannst du die Verantwortung übernehmen und dem kannst du dich stellen.

Ich gestalte mein Leben und habe mich für alles, was ich mache, bewusst entschieden.

Im Grunde genommen lebe ich ein ziemlich konservatives Leben: Ich führe eine feste Beziehung und gehe als Lehrer einem geregelten Beruf nach. Was gibt es Spießigeres?!

Du musst nicht diesen Weg gehen – du kannst einen kreativen Beruf ausüben, deine Partner*innen wechseln, dich selbstständig machen **und** du kannst dich jederzeit auf eine Partnerperson festlegen oder einer geregelten Tätigkeit nachgehen. Du darfst deine Meinung jederzeit ändern, das ist vollkommen in Ordnung!

> **Gracias Goldene Regel**
> Du kannst deine eigenen Erwartungen an das Leben selber gestalten – ganz unabhängig von deiner Sexualität und den Erwartungen, die von außen an dich herangetragen werden.

Alles, was deine Identität betrifft, gehört zu deiner **Privatsphäre**, und der Schutz von Privatsphäre wird im Grundgesetzt definiert. Die Privatsphäre ist der persönliche Bereich eines Menschen, der nur ihn selber etwas angeht. Auch konkrete Bereiche, wie zum Beispiel dein Zimmer, gehören zu deiner Privatsphäre. Minderjährige haben ebenfalls ein Recht auf Privatsphäre, an das sich Familienangehörige halten müssen.[18] Das heißt, dass du dich niemandem gegenüber rechtfertigen und nichts über deine sexuelle Orientierung, Geschlechtsidentität oder Sexualität preisgeben musst.

Privatsphäre

Privatsphäre = grundgesetzlich geschütztes, persönliches Lebensumfeld
»Jede Person hat das Recht auf Achtung ihres Privat- und Familienlebens, ihrer Wohnung sowie ihrer Kommunikation.« – Charta der Grundrechte der Europäischen Union, Titel 1, Artikel 7

Akzeptanz

Meine Worte richten sich nun alle Eltern, die dieses Buch lesen, um ihr Kind besser zu verstehen:

Gute Eltern möchten, dass ihr Kind glücklich ist. Und ich bin mir sicher, dass das bei Ihnen auch so ist, sonst hätten Sie dieses Buch jetzt nicht in der Hand. Ich möchte es ganz klar formulieren: Ein glückliches und zufriedenes Leben führt man nicht, wenn man sich der Gesellschaft anpasst, den Bildern und Rollen entspricht, damit man keine Probleme bekommt. Glück und Zufriedenheit können sich erst einstellen, wenn sich ein Mensch frei entfalten und die Identität ausleben kann, die ihm mitgegeben ist.

Deshalb mein dringlicher Appell: Hören Sie Ihrem Kind gut zu, nehmen Sie es ernst und versuchen Sie zu verstehen, was in seinem Inneren vor sich geht. Wenn Sie es nicht verstehen, werden Sie es lernen, wenn Sie bereit dazu sind. In jedem Fall zählt der Versuch. Verständnis zu entwickeln, ist ein Prozess, der wahrscheinlich nicht binnen kürzester Zeit abgeschlossen ist. Es braucht Zeit, und diese Zeit sollten Sie sich nehmen. Währenddessen wird Ihnen Ihr Kind nicht entgleiten. Wenn es Ihnen gelingt, in Beziehung mit Ihrem Kind zu bleiben, Interesse zu zeigen, sich mit den Themen auseinanderzusetzen, womit es sich beschäftigt, haben Sie schon sehr viel gewonnen. Es gibt sich mit der Zeit, haben Sie Vertrauen – in sich und in Ihr Kind. Es ist nicht der einzige queere Mensch auf der Welt. Sie werden auch mit anderen Menschen in Kontakt kommen, die ähnliche Gefühle haben.

Sie können sich folgende Fragen stellen: Soll mein Kind eine*n Partner*in haben, den*die ich mir vorstelle – oder eine*n Partner*in, mit dem*der es wirklich zusammen sein möchte?

Es kann sein, dass Sie sich für Ihr Kind wünschen, dass es sich keinen Gefahren aussetzt – was vielleicht passieren könnte, wenn es sich offen outet. Es könnte vielleicht auf offener Straße angefeindet und sogar zusammengeschlagen werden. Doch diese Sorge, für Ihr Kind ein solches »Schicksal« nicht zu wollen, ist letztlich schädlich. Wer nicht möchte, dass man verletzt wird, darf weder Autofahren noch den Führerschein machen – denn ein Unfall ist in diesem Kontext viel wahrscheinlicher. Es ist kontraproduktiv, Ihr Kind vor Gefahren beschützen zu wollen, denn auf diese Weise lernt Ihr Kind nicht, mit Rückschlägen umzugehen. Für ein Leben mit Verantwortung ist es aber wichtig, diese Fähigkeit auszubilden. Sie können dafür sorgen, dass Ihr Kind im geschützten Raum, den Sie ihm eröffnen, die ersten Gehversuche unternehmen kann.

Und es ist nur natürlich, dass Sie sich sorgen. Sie waren und sind verantwortlich, ein Leben liegt in Ihrer Obhut. Aber jetzt ist es an der Zeit, dass Fehler gemacht werden dürfen, um Erfahrungen zu sammeln und im Leben gut zu bestehen. Damit Ihr Kind glücklich werden kann.

ES IST JOURNALING-ZEIT!

Wir haben uns intensiv mit den verschiedenen Aspekten von Identität auseinandergesetzt, heteronormative Strukturen beleuchtet und uns angesehen, welche Auswirkungen Geschlechterrollen haben können. Vielleicht hast du Lust, dein Journal auszupacken und dich weiter damit auseinanderzusetzen?

VERHALTEN:

- Die Gesellschaft gibt oft vor, was ein »typischer« Junge oder »typisches« Mädchen ist. Wie würdest du dein eigenes Verhalten beschreiben?
- Machst du, was alle von dir erwarten?
- Oder magst du lieber Dinge, die dem anderen Geschlecht zugeordnet werden?
- Magst du vielleicht beides? Oder weißt du es nicht so genau?

IDENTITÄT:

- Welches biologische Geschlecht hast du?
- Ist es okay für dich oder fühlst du dich eher anders?
- Oder ist dir das total egal?
- Bist du dir unsicher, ob du dich als Junge oder Mädchen fühlst?
- Fühlst du manchmal vielleicht sogar beides oder nichts von beidem?
- Womit identifizierst du dich derzeit am meisten – mit deiner Sprache? Deiner Herkunft? Deiner Geschlechtsidentität? Oder etwas ganz anderem?

- Vielleicht hilft es dir zu überlegen, bei welchem Teil deiner Identität du dich besonders wohlfühlst: Bei deiner Sexualität? Deiner Geschlechtsidentität? Deiner Geschlechterrolle? Oder vielleicht bei ganz anderen Teilen wie zum Beispiel Alter oder Bildung?
- Was möchtest du über dich preisgeben, was möchtest du noch für dich behalten? Wem gegenüber möchtest du dich öffnen? Wem gegenüber nicht?

HETERONORMATIVE STRUKTUREN:

- Ich habe viel darüber erzählt, welche Schwierigkeiten ich mit meiner heteronormativen Rolle als Junge hatte. Gab es Aspekte, worin du dich wiedergefunden hast?
- Es ist nicht so leicht, heteronormative Strukturen zu erkennen. Lass uns mal einen Check machen, der dir vielleicht auch zukünftig helfen kann, Strukturen schneller und besser zu erkennen: Stell dir vor, Donald Trump (oder ein anderer sehr bekannter Politiker oder eine Person in der Öffentlichkeit) wäre eine Frau, die sich so verhalten würde. Sie würde zum Beispiel diskriminierende, sexistische, rassistische Sprüche von sich geben, wichtige und geheime Unterlagen unterschlagen und ihre Position für selbstverständlich erklären. Frage dich nun: Wäre das möglich? Wie würden die Menschen darauf reagieren? Hätte diese Frau ebenso viel Macht wie der ehemalige US-Präsident? Wäre sie überhaupt an die Macht gekommen?
- Du kannst dieses Gedankenexperiment auch mit anderen Menschen in deinem Umfeld durchspielen, zum Beispiel mit Familienmitgliedern: Welche Rolle hat deine Mutter, dein Vater? Und falls du Geschwister hast: dein Bruder, deine Schwester? Werdet ihr unterschiedlich behandelt?

3. KAPITEL

VERBÜNDEN WIR UNS

WELT: HIER BIN ICH!

Als ich endlich diese Coming-out-Gespräche abgeschlossen und meinen Schulabschluss in der Tasche hatte, war mir plötzlich alles egal. Ab jetzt durften alle erfahren, dass ich schwul bin. Alle Ängste sind von mir abgefallen. Sollten sich doch die anderen ihre Mäuler zerreißen – nach mir die Sintflut. Entgegen meinen Befürchtungen verlor ich auf meiner Reise keinen einzigen Menschen, der mir wichtig war, sogar das Gegenteil trat ein: Plötzlich kamen Klassenkamerad*innen auf mich zu, die mir sagten, dass sie endlich wüssten, woran sie bei mir seien. Davor hatten sie eher das Gefühl, dass ich für sie nicht greifbar war. Na, kein Wunder, wie sollten sie auch. Jetzt stand ich zu mir und keiner sagte mehr etwas. Da ich nun meine Identität gefunden hatte und mich mit meiner Sexualität identifizieren konnte, fühlte ich mich bereit für den nächsten Schritt. Ich war bereit für Gefühle.

Also versuchte ich mein Glück wieder über eine Anzeige – ich war Anfang 20 und leider war *Grindr* noch nicht erfunden worden … Ich lernte einen Mann kennen, der zwar in meinem Alter war, mit dem es aber auf der gefühlstechnischen Ebene nicht funkte, dafür auf der freundschaftlichen Ebene. Florian war der Mutige von uns beiden, ich derjenige mit Führerschein und Auto – also begann eine wirklich tolle Zeit, in der wir anfingen, die Kneipen in unserer Umgebung abzugrasen. Trotz meines neuen Selbstbewusstseins ertappte ich mich immer wieder beim Gedanken »Hoffentlich sieht mich keiner«, und mir wurde bewusst, dass ich tiefer in der alten Rolle drinsteckte, als ich es zugeben wollte.

Ich kam mir blöd vor, dass ich so verklemmt war.

Zum Glück schaffte es Florian, mich aus meinem Schneckenhaus rauszuholen. Daraus folgte so etwas wie eine Kettenreaktion: Über ihn lernte ich weitere schwule Männer kennen und schließlich meinen besten schwulen Freund Marcel. Ich wurde in die Partyszene gezogen, und eines Abends fuhren wir alle zusammen nach Frankfurt zu meiner ersten schwulen Party. Die Party hieß »Club 78« und es lief super Musik. Es wurde getanzt, gelacht und geflirtet. Ich habe mich so frei von Zwängen gefühlt. Ich hatte keine Angst, dass ich vielleicht »zu schwul« tanze oder so. Ich war einfach frei.

Der Freund*innenkreis, den ich mir langsam aufbaute, war zwar klein und außerhalb der Szene hatten wir kaum Kontakt zueinander, dafür war er fein und half mir sehr. Über diese Connection lernte ich dann auch meinen ersten richtigen Freund kennen.

Es war eine Party in einer lauen Augustnacht. Über Marcel lernte ich Clemens kennen, der sich gerade von seinem Freund getrennt hatte. Bereits auf der Party hatten wir uns gut verstanden. Als Marcel uns nach der Party alle nach Hause fuhr, saßen Clemens und ich auf der Rückbank, wo sich unsere Hände zum ersten Mal berührten. Daraus wurde dann ganz schnell mehr.

Ich musste regelrecht in die Szene getreten werden.
Als ich dann drin war, fühlte es sich für mich gut an, und ich bekam
die Möglichkeit, einen schwulen Freundeskreis aufzubauen.

Dabei fing alles ein wenig holprig an … Mein erster Kontakt mit der Szene fühlte sich nämlich wie ein Sprung ins kalte Wasser an. Als ich mit 18 mit meinem Flugbegleiter Walter unterwegs war, machten wir einen kurzen Abstecher in eine Schwulenbar, wo er sich eine Ausgabe von der *gab* holen wollte, dem Schwulenmagazin unserer Region. Es handelte sich gerade mal um fünf Minuten, die wir in der Bar verweilten, doch hatten sie sich angefühlt wie fünf Stunden. Das Erlebnis und

Die Szene

Mit Szene (oder: Community) ist die Gesamtheit aller queeren Individuen, Organisationen und Institutionen gemeint.* Das verbindende Element ist, dass sich alle gemeinsam für soziale und politische Ziele einsetzen.

die dazugehörigen Gefühle haben sich in mein Hirn eingebrannt: Ich erlebte zum ersten Mal Blicke von Männern, die weder skeptisch noch böse oder neutral waren. Man kann sich die Situation ungefähr so vorstellen: Die Männer, die ungefähr doppelt so alt waren, beäugten das »Frischfleisch«, das da schüchtern an der Tür stehen geblieben war. Diese Männer haben mir mit ihren Blicken vermittelt, dass sie mich niedlich fanden. Ich war völlig von den Socken!

Nach der ersten Phase der Euphorie brauchte ich dann noch ein wenig, um wirklich mit der Szene warm zu werden. Am Anfang kostete mich die Szene ziemlich viel Energie, weil ich mich als Newbie an viele Fragen erst einmal herantasten musste: Mit wem möchte ich gerne Zeit verbringen, wovon lasse ich lieber die Finger, welche Musik mag ich überhaupt? Später, als ich nach einer längeren Pause als Dragqueen zur Szene zurückfand, war das ganz anders. Die Auftritte und das Unterhaltungsprogramm haben mir viel Energie gegeben.

* Im Anhang findest du eine Sammlung von Adressen von Vereinen, Organisationen und Institutionen.

Gracias Goldene Regel

Szeneaffinität ist von deiner Lebenssituation abhängig. Mach alles, worauf du Lust hast, und mach nichts, bei dem du dich unwohl fühlst. Dein Bauchgefühl hat meistens recht, hör darauf!

Schließlich fand ich meinen Rhythmus, mit dem ich mich superwohl fühlte. Bei 80er- und 90er-Partys war ich am Start, zu Hauspartys musste ich nicht unbedingt hin. Alkoholkonsum oder Drogen waren große Themen, wie vermutlich bei fast jeder Party, doch das habe ich rasch für mich abgehakt: Für mich war schnell klar, dass ich beides nicht mag. Ich war in meinem Leben noch nie be- nicht einmal angetrunken, Drogen habe ich auch nie genommen. Vielleicht klingt das in deinen Ohren langweilig, aber für mich hat das so gepasst und es tut mir noch immer gut.

Als ich an der Uni Mainz die monatliche Uniparty vom schwul-lesbischen Referat des AStA (Allgemeiner Studierenderausschuss) entdeckte, erkor ich sie zu meinem höchst persönlichen Feiertag. Selbst als ich zum Studieren weggezogen bin, fuhr ich für diese Party jedes Mal nach Hause. Dort traf ich meine schwulen Freunde und hatte meinen Safe Place, wo ich mich fallen lassen und feiern konnte, ohne Angst zu haben oder mir Gedanken machen zu müssen.

Ich habe mich gut und frei gefühlt.
Und vor allem hatte ich die Möglichkeit, mich auszuprobieren!

Auf Partys trug ich zum Beispiel Gürtel, die mit Strasssteinen besetzt waren, meine enge Jeans hatte goldene Schattierungen, mein weißes Tanktop war tief ausgeschnitten und ich hatte meine Wimpern getuscht. Diese ersten exzentrischen Ausflüge gehörten mit Anfang 20 zu meiner Selbstfindungsphase. Ich ging feiern, nahm an meinen ersten CSDs teil und erlebte auf diese Weise zwei intensive Jahre. Es war ein schönes Gefühl, die Ängste langsam loszulassen und mich entfalten zu können. Und endlich hatte ich einen Freund*innenkreis, in dem ich all das besprechen konnte, was ich zuvor bei meinen Freund*innen an der katholischen Schule nicht anzusprechen gewagt hatte.

ZUSAMMEN KÖNNEN WIR VIEL ERREICHEN

Durch verschiedene Kontakte kam ich nach ein paar Anlaufschwierigkeiten in der Szene an – und mit Szene meine ich nicht nur die Schwulenkneipen oder Partys, sondern auch die Vereinsarbeit, doch davon später mehr. Da ich selber fast keine Diskriminierungserfahrungen gemacht hatte, merkte ich schnell, in welcher Blase ich gelebt habe, bevor ich in Kontakt mit der Szene kam. Trotzdem war es extrem wichtig, dass ich mich Menschen anschloss, die ähnliche Vibes hatten. Es ist sogar erwiesen, dass eine Gemeinschaft, in der wir uns wohlfühlen und gesehen werden, einen positiven Einfluss auf unsere psychische und physische Gesundheit hat. Deshalb ist es gerade für uns queere Menschen so unglaublich wichtig, dass wir uns miteinander verbünden, in einen Austausch gehen und so einen Raum schaffen, in dem wir uns frei bewegen und vor allem uns sicher fühlen können.

Ein Blick in die Geschichte zeigt auch, dass gerade die queere Community durch ihre gemeinsamen Proteste und harte Aufklärungsarbeit dafür gesorgt hat, dass wir in einem freieren Land leben dürfen und die Sensibilisierung gegenüber Diskriminierungen zumindest immer mehr thematisiert wird.

All die Errungenschaften, von den wir heute profitieren dürfen, sind das Ergebnis eines gemeinschaftlichen Kraftakts:

LGBTQIA+-Gesetze in Deutschland	Till/Gracia
Spätmittelalter	
Bis zur zweiten Hälfte des 13. Jahrhunderts Männliche Homosexualität gilt als Sünde, ist aber legal und wird nicht bestraft. **Ab Ende des 13. Jahrhunderts** Homosexualität (damals Sodomie genannt) gilt als Verbrechen und wird fast überall in Europa mit der Todesstrafe belegt.	
Heiliges Römisches Reich Deutscher Nation	
1532 Kaiser Karl V. schafft die gesetzliche Grundlage für die Verfolgung und Bestrafung homosexueller Menschen in der sogenannten *Carolina* (Artikel 116).	
Deutscher Bund	
1845 *Carolina* wird abgeschafft **Mitte des 19. Jahrhunderts** Zunahme der psychiatrischen P athologisierung von Homosexualität	
Kaiserreich (1871–1918)	
1871 Mit der Einführung von § 175 werden sexuelle Handlungen zwischen Personen männlichen Geschlechts im ganzen Kaiserreich unter Strafe gestellt.	
Weimarer Republik (1918–1933)	
	1928 + 1932 Geburt meiner Großeltern
1930 Erste geschlechtsangleichende Operationen werden in Dresden durchgeführt.	

Zeit des Nationalsozialismus (1933–1945)

1933
Machtergreifung der Nationalsozialisten

1935
Verschärfung des § 175 und Einführung eines Zusatzparagrafen: Homosexuelle müssen Rosa Winkel tragen.
Erste Deportationen in Konzentrationslager.

1936
Gründung der Reichszentrale zur Bekämpfung der Homosexualität.
Es werden Daten über Homosexuelle gesammelt.

Bundesrepublik Deutschland (1949 bis heute)

1949
§ 175 bleibt unverändert weiter bestehen (Homosexuelle Handlungen strafbar)

1950 + 1954
Geburt meiner Eltern

1957
Bundesverfassungsgericht entscheidet: »Gleichgeschlechtliche Betätigung verstößt eindeutig gegen das Sittengesetz.«

1969
Einführung von Schutzalter: Gleichgeschlechtlicher sexueller Verkehr ab 21 Jahren wird entkriminalisiert.

1973
Schutzalter wird auf 18 Jahre reduziert.

1980
Meine Geburt

1981
Einführung des Transexuellengesetzes: »Gesetz über die Änderung der Vornamen und die Feststellung der Geschlechtszugehörigkeit in besonderen Fällen«

1981
Beginn der Aids-Pandemie

1990
Homosexualität wird als Krankheit aus dem ICD-9 der Weltgesundheitsorganisation (WHO) gestrichen.

1994
Aufhebung des § 175 (Schutzalter für Homo- und Heterosexuelle wird gleichermaßen auf 14 bzw. 16 Jahre reduziert)

1995
Erste sexuelle Erfahrung mit einem Mann

1998–2000
Coming-out

2001
Einführung des Lebenspartnerschaftsgesetzes

2002
Ich lerne Kilian kennen

2005
Überarbeitung des Lebenspartnerschaftsgesetzes: Lebenspartner werden bei der gesetzlichen Hinterbliebenenrente mit Ehegatten gleichgestellt, und die Stiefkindadoption von leiblichen Kindern von Lebenspartnern wird zugelassen.

2006
Einführung des Allgemeinen Gleichbehandlungsgesetzes (Antidiskriminierungsgesetz)

2007
Erster Auftritt von Gracia Gracioso

30.06.2017
Bundesrat beschließt die Ehe für alle.

2017
Entschädigung für §175: Das Gesetz zur strafrechtlichen Rehabilitierung der nach dem 8. Mai 1945 wegen einvernehmlicher homosexueller Handlungen verurteilten Personen tritt in Kraft.

25.08.2017
Kilian und ich gehen die eingetragene Lebenspartnerschaft ein.

01.10.2017
Gleichgeschlechtliche Paare können heiraten und damit auch gemeinsam Kinder adoptieren.
Begründung neuer Lebenspartnerschaften nicht mehr möglich.

05.10.2017
Wir heiraten als erstes gleichgeschlechtliches Paar der Mainzer Geschichte.

2018
Einführung der dritten Geschlechtsoption »divers«

2019
Transsexualität wird als psychopathologischen Störung aus dem ICD gestrichen.

2020
Gesetz zum Schutz vor Konversionsbehandlungen wird erlassen.

2023
Die Planung des Selbstbestimmungsgesetz, das den Wechsel des Geschlechtseintrages wesentlich vereinfachen soll, soll verabschiedet werden

Christopher Street Day

In New York gab es in den 1960er-Jahren eine Bar, die sehr wichtig für queere Menschen war, weil es eine der wenigen Treffpunkte war – *The Stonewall Inn* in der Christopher Street. Trotzdem wurden sie auch in dieser Bar nicht in Ruhe gelassen. Immer wieder fanden Razzien statt, bei denen die Polizei Gäste festnahm. Denn damals war es nicht nur in den USA, sondern auch in Deutschland illegal, gleichgeschlechtliche Beziehungen anzubahnen, und schwuler Sex stand sogar unter Strafe.

Am 28. Juni 1969 eskalierte es in New York: Während einer routinemäßigen Räumung durch die Polizei begannen alle Anwesenden zu rebellieren. Zum ersten Mal in der Geschichte wehrten sich Homosexuelle gegen Diskriminierung und Kriminalisierung. Es folgten tagelange Proteste in der ganzen Stadt.[19] Seit diesem Tag wird auf der ganzen Welt der Christopher Street Day gefeiert, um auf Diskriminierung aufmerksam zu machen und für Gleichberechtigung zu kämpfen.[20]

REGENBOGENFAHNE

Die **Regenbogenfahne** gehört heute zu jedem CSD dazu. Aber wusstest du, dass sie erst zehn Jahre nach der Revolte in New York entwickelt wurde? Harvey Milk* war der erste in der Öffentlichkeit geouteter schwule Politiker, der in den USA ein öffentliches Amt bekleidete. 1978 war er Mitglied des Stadtrats von San Francisco und beauftragte den Künstler und Aktivisten Gilbert Baker, ein positives Symbol für

* Falls du dich für die Geschichte von Harvey Milk interessierst, empfehle ich dir den Film *Milk* aus dem Jahr 2008, der einige Oscars einheimste.

die queere Community zu entwerfen. Und so wurde die *Pride Flag* entwickelt, in der jede Farbe eine Bedeutung* hat:

Pink Sexualität
Rot Leben
Orange Heilung
Gelb Sonne
Grün Natur
Türkis Kunst
Blau Harmonie
Violett Spiritualität

Inzwischen wurden die Flaggen weiterentwickelt, um die geschlechtliche und sexuelle Vielfalt zu zeigen:[21]

- **Progress-Pride-Flag**

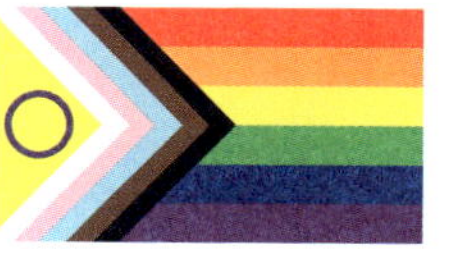

Zusätzlich zu den Regenbogenfarben sind die Farben von marginalisierten Gruppen als Keil eingearbeitet, der symbolisiert, dass bis zur Gleichberechtigung aller noch viel getan werden muss. Diese Farben vertreten die Communitys von trans Menschen (blau, rosa und weiß) und B(I)PoC (Black, Indigenous, and People of Color) (braun). Die schwarze Farbe erinnert an alle Menschen, die mit Aids und dem Stigma leben oder daran gestorben sind. Die aktualisierte Fahne zeigt auch das Symbol für die Inter-Community.

* Davor wurde ein pinkes Dreieck benutzt, das allerdings auf den Nationalsozialismus zurückgeht. Hier findest du weitere Infos zu diesem Thema: https://queer-lexikon.net/pride-flags/

- **Lesbische Pride Flag**

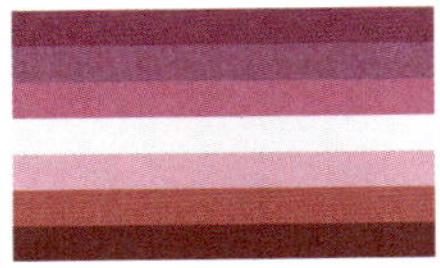

Die sieben Streifen stehen von oben nach unten gelesen für Gendernonkonformität, Unabhängigkeit, Community, besondere Beziehung zu Weiblichkeit, Klarheit und Frieden, Liebe und Sex, Femininität. Die Flagge inkludiert trans Lesben, non-binäre Lesben und Lesben, die nicht das sie/ihr-Pronomen verwenden. Alternativ gibt es die Flagge auch mit fünf Streifen, sie ist gleichbedeutend.

- **Schwule Pride Flag**

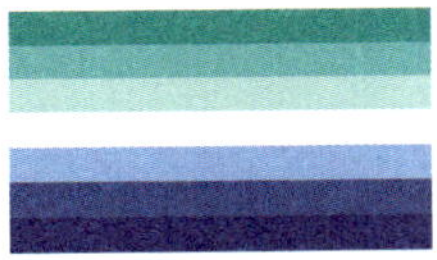

Die sieben Streifen (alternativ fünf) stehen für Community, Heilung, Joy, Gendernonkonformität, »Pure Love«, Kraft und Diversität. Mit dieser Fahne werden auch non-binäre und trans schwule Menschen angesprochen.

- **Bisexuell Pride Flag**

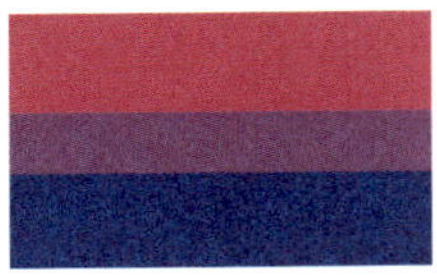

Diese Fahne steht für die Sichtbarkeit von bisexuellen Menschen in der queeren Community und der Gesellschaft. Der pinkfarbene Streifen steht für die gleichgeschlechtliche Liebe, der blaue für die Liebe zu einem anderen Geschlecht und der violette in der Mitte für die Liebe zu einem Menschen, unabhängig von seinem Geschlecht.

- **Pansexuell Pride Flag**

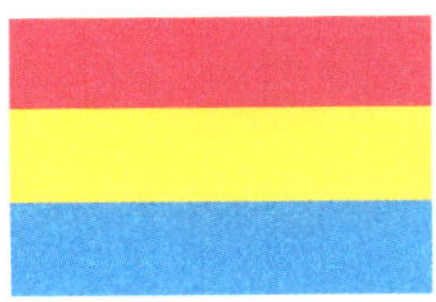

Magenta steht für sexuelle Anziehung zu Menschen auf dem weiblichen Spektrum. Cyan für sexuelle Anziehung zu Menschen auf dem männlichen Spektrum und Gelb steht für sexuelle Anziehung zu non-binären Menschen.

- **Asexuell Pride Flag + Demisexuell Pride Flag**
Schwarz steht für Asexualität, Grau für das asexuelle Spektrum und Lila für Gemeinschaft.

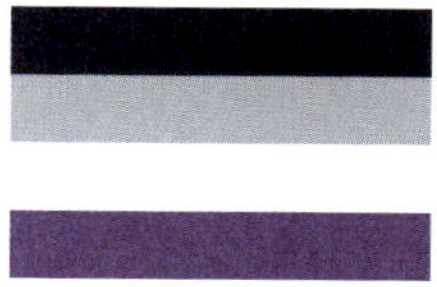

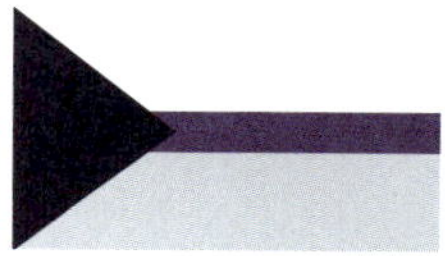

- **Trans Pride Flag**
Der blaue Streifen steht für Männlichkeit, der rosa Streifen für Weiblichkeit und der weiße für non-binäre, intergeschlechtliche und transitionierende Menschen.

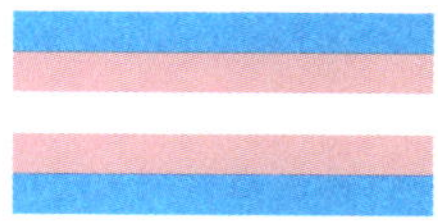

- **Intersex Pride Flag**
Der Kreis symbolisiert das Recht, auf körperliche Unversehrtheit von Inter*-Menschen. Die Farben Lila und Gelb stehen absichtlich für nicht geschlechtsspezifische Farben.

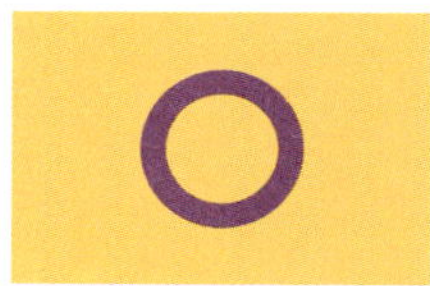

- **Nonbinary Pride Flag**
Der gelbe Streifen steht für jene Menschen, deren Geschlecht außerhalb der binären Norm liegt. Weiß ist die Kombination aller Farben und steht für Menschen mit vielen oder allen Geschlechtern. Lila steht für jene Menschen, deren Geschlecht sowohl über männliche als auch weibliche Merkmale verfügt – und gleichzeitig für die Fluidität von Geschlecht. Schwarz steht für jene Menschen, die kein Geschlecht haben.

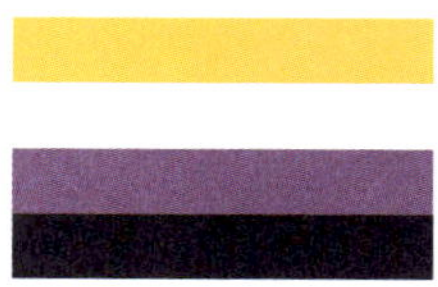

- **Genderfluid Pride Flag**

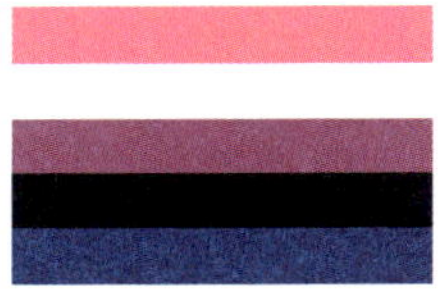

Der pinkfarbene Streifen steht für Weiblichkeit, der weiße für das Fehlen von Geschlecht, der violette für Weiblichkeit und Männlichkeit, der schwarze für alle Geschlechtsidentitäten abseits von Männlichkeit und Weiblichkeit und der blaue steht für Männlichkeit.

Ich liebe den Pride Month. Die Wochen im Juni sind meine sakrale Zeit im Jahr und mir viel wichtiger als Weihnachten, Ostern und Geburtstag zusammen. Allerdings kommt mir oft folgender Vorwurf zu Ohren: »Ihr habt einen ganzen Monat, aber was ist mit uns Heterosexuellen? Oder mit den verstorbenen Soldaten aus dem Ersten Weltkrieg?« Mein Gott, was muss ich da die Nase rümpfen, wenn ich damit konfrontiert werde … Als müssten wir um den Titel »das opfrigste Opfer« wetteifern. Spaß beiseite, für mich ist es glasklar: **Wer nicht sichtbar ist und diskriminiert wird – was aus meiner Sicht Heterosexuelle nicht betrifft –, der sollte Gedenktage noch und nöcher bekommen.**

Pride Month: Partys, Paraden und Protestaktionen

In Gedenken an die Stonwall-Revolten am 28. Juni 1969 feiern wir im Juni weltweit den Pride Month. Wir setzen durch Sichtbarkeit, Demos und Veranstaltungen ein Zeichen für Toleranz gegenüber allen Menschen und gegen die Diskriminierung von Menschen aufgrund ihrer Identität.
Pride bedeutet Stolz und betont, dass wir stolz auf uns sein können und uns nicht zu verstecken brauchen.

> **Gracias Goldene Regel**
> Wenn es dir wichtig ist, dass eine bestimmte Gruppe sichtbar wird, dann kümmere dich darum! Kämpfe dafür, finde Gleichgesinnte, setze dich ein! Dafür musst du deinen Mund aufmachen. Es reicht nicht, zu kritisieren und anderen die Aufmerksamkeit, die sie bekommen, zu missgönnen.

Die LGBTQIA+-Community war immer auf sich alleine gestellt, es gab niemanden, der sich darum gekümmert hat, dass sie ihre Rechte bekommt. Erst mit der Zeit kamen die Verbündeten – **die Allys** – dazu. Deshalb bin ich auch so leidenschaftlich und konsequent: Wer es selbst nicht auf die Reihe kriegt, den Mund aufzumachen, darf auch nicht darauf hoffen, dass es jemand anderes für ihn erledigt. Ist keine Schnittmenge vorhanden, ist es die eigene Aufgabe, für Sichtbarkeit zu sorgen – und zu kämpfen, ohne anderen dabei zu schaden, natürlich.

WIE ICH ÜBER DIE SZENE ZU MEINE GEFÜHLEN FAND

Schon im Kindergarten hatte ich auch den Traum, Architekt zu werden. Meine Mutter brachte mich auf die Idee. Weil mein Großvater Ingenieur war und mir immer seine selbst gezeichneten Baupläne zeigte, die mich sehr beeindruckten, blieb es dabei. Als es dann auf das Abi zuging und wir in der Klasse über unsere Berufswünsche sprachen, wollten viele meiner Klassenkamerad*innen Architekt*in werden. Tja, ciao Kakao: Damit wurde für mich der Beruf uninteressant. Ich hatte zwar das Bedürfnis, kreativ sein zu wollen, aber nicht in einem Bereich, in dem alle arbeiten wollen. Also überlegte ich, mich für Industriedesign an der Uni einzuschreiben – statt Häuser Möbel oder Autos zu designen wäre vielleicht ganz nice? Doch ich stellte bald fest, dass ich mich im Berufsalltag hätte selbstständig machen müssen, und darauf hatte ich definitiv keinen Bock. Ich war ja schon in der Schule so faul gewesen … Also überlegte ich weiter. Als mir Patricia, die seit der 8. Klasse meine beste Freundin war, von ihren Plänen erzählte, sich für BWL einzuschreiben, war ich richtig begeistert. Das wäre bestimmt auch etwas für mich, dachte ich, und eine Banklehre wurde zu einer ernsthaften Option. Zwar hatte ich dank Herrn Altmeier ein katastrophales Mathe-Abi, aber Mathe machte mir trotzdem großen Spaß. Ohne Herrn Altmeier hätte ich bestimmt einen besseren Abschluss gehabt!

Na ja, als Patricia nach vier Wochen ihr BWL-Studium wieder abbrach, weil sie nichts verstanden hatte, war ich nicht mehr so überzeugt von meinem Plan als Bankkaufmann. Ein anderer Plan musste her. Patricia orientierte sich schnell um und fand einen Studienplatz für Lehramt an Grundschulen in Landau/Pfalz. Als sie mir davon erzählte, fiel es mir wie Schuppen von den Augen: Ich konnte schon immer gut mit Kindern umgehen – Check. Ich mochte es, etwas zu erklären und zu lehren – Check. Ich hatte Erfahrungen, weil ich während der Schulzeit sowohl Nachhilfe als auch Tanzunterricht gegeben hatte – Check. Diesmal fühlte es sich stimmig an.

Ich wollte mich an der Uni in Frankfurt einschreiben – nicht wie Patricia in Landau, einem Provinzstädtchen in der Pampa. Ich hatte ja Clemens, und der wohnte schließlich in Frankfurt, also lag es doch auf der Hand, dass ich zu ihm zog. Tja, da hatte ich die Rechnung ohne Clemens gemacht: Er machte mit mir Schluss, noch bevor ich mit ihm über meine Pläne sprechen konnte. Einen Tag später ging ich zum Friseur, um mir die letzten Haare absäbeln zu lassen und fortan mit Glatze zu leben. Es gab ja auch keine Alternative, wo hätte ich das Haar hernehmen sollen …

Es war schwer, sehr schwer. Der erste sehr heftige Liebeskummer überkam mich. Das Studium in Frankfurt schoss ich in den Wind und entschied mich, mich Patricia anzuschließen, die bereits ein Semester Vorsprung hatte und mich mit offenen Armen in Landau empfing. Während ich mich noch in einer Art Starre befand, half sie mir bei der Wohnungssuche und Immatrikulation.

Durch eine glückliche Fügung zog mein Freund Florian in meine Nähe, der in Karlsruhe eine Ausbildung anfing. Auf diese Weise konnte ich mein Leben als offen schwul lebender Mann, wie ich es aus Mainz kannte, weiterführen – bloß in Landau.

Meine vertrauten Freund*innen verschafften mir Sicherheit, und ich kam nach dem ersten heftigen Liebeskummer wieder auf die Beine – und zwar ziemlich gut.

Trotzdem ereilte mich recht schnell ein Gefühl der Ernüchterung. In Landau gibt es keine Szene. In Landau gibt es nichts. Landau hatte zu dieser Zeit etwa 43 000 Einwohner*innen, davon waren die Hälfte Studierende.

Und wie sollte es auch anders sein, in dieser Zeit lernte ich das Internet kennen. Nein, *Grindr* war noch immer nicht in Sicht, aber wenigstens gab es jetzt fast überall einen Internetanschluss … Also recherchierte ich, was Landau zu bieten hatte – und siehe da: Es gab ein Regenbogencafé der Aids-Hilfe am anderen Ende der Stadt. Und da man die Stadt schnell durchquert hatte, sah ich zunächst keine Hürden auf mich zukommen. Als ich dann davorstand, überkam mich wieder ein Gefühl der Ernüchterung. Das Café war nicht besonders beeindruckend, irgendwie verranzt. Doch die Neugierde war zum Glück größer, und weil ich im Internet gelesen hatte, dass hier Spieleabende stattfanden, wollte ich dem Lokal eine Chance geben. Das war ja erst einmal unverfänglich.

Es trafen mich musternde Blicke, als ich durchatmete und den Raum betrat. Die Männer waren alle älter als ich … Hm. Trotzdem, irgendetwas zog mich an. Im Vergleich zu Frankfurt war die Atmosphäre viel lockerer, irgendwie cooler. Die Menschen waren sich nicht zu schade, mich gleich mit Fragen zu bombardieren und mich einfach kennenzulernen – auch erst einmal unverfänglich. Wir spielten ein Spiel – keine Ahnung mehr, welches, das war ja auch nebensächlich. Am Ende luden sie mich für den nächsten Tag zum Frühstücken ein, und ab da war ich regelmäßig im Regenbogencafé.

Es war sehr leicht für mich, einen Platz in der Community zu finden. Ich begann, mich in Landau einzuleben, und im Regenbogencafé schloss ich mich der queeren Szene an – die klein, aber fein war.

Wir fuhren nach Karlsruhe, nach Mannheim, zwischendurch war ich immer wieder zu Hause in Mainz – und ich tauchte richtig in meine Studienzeit ein, mit Partys an jedem Wochenende, wenn ich das wollte.

Im Regenbogencafé gab es auch jüngere Männer, und bald lernte ich Thorben kennen. Wir fingen an anzubandeln, und ich brauchte nicht lange, um Gefühle für ihn zu entwickeln. Für fünf Monate waren wir ein Paar, bis er mit mir Schluss machte. Zum Glück war der Trennungsschmerz nicht mehr so schlimm wie bei Clemens mit dem lila VW, und mir wurde bewusst, dass man unterschiedlich stark verliebt sein kann. Aber von mir aus hätte ich die Beziehung nicht beendet … Ein Gedanke nagte an mir: Wieso hielten es die Männer immer maximal fünf Monate an meiner Seite aus?

In der Zeit tanzte ich nach wie vor, nur nicht mehr mit meiner Schwester, der Weg von über 100 Kilometern in die Heimat war einfach zu weit. Außerdem befand sich Inka inzwischen in ihren Vorbereitungen fürs Abi. Dafür fand ich Sabrina, meine neue Tanzpartnerin, die in Mainz lebte. Wir trafen uns auf halbem Weg zwischen Mainz und Landau und trainierten zwei- bis dreimal die Woche. Ich wollte aber auch in Landau tanzen und entdeckte beim Hochschulsport eher zufällig einen Standardtanzkurs, den ich gerne besuchte. Mir war klar, dass ich nicht viel lernen würde, aber ich mochte den Tanzlehrer. Pascale war auch schwul und auf diese Weise konnte ich meinen queeren Freundeskreis um einen Menschen erweitern – das war ein richtig tolles Gefühl. Ich fand es schön, als flexibler Tanzpartner einzuspringen und mit jenen Damen zu tanzen, deren Tanzpartner nicht zum Kurs kommen konnten. Es war eine Win-win-Situation, denn für sie war es so auch nicht weiter schlimm, wenn sie versetzt wurden …

Eines Mittwochabends wurde ich jedoch nicht gebraucht. Alle hatten eine*n Tanzpartner*in, und ich war damit arbeitslos. Ich wollte mich schon auf den Weg nach Hause machen, als Pascale auf einen jungen Mann zeigte, der etwas abseits auf der Fensterbank saß. Pascale schlug vor, dass ich mich doch stattdessen mit ihm unterhalten könne. Wie sich herausstellte, handelte es sich um einen Freund von Pascale aus Tübingen. Also setzte ich mich zu ihm, und wir fingen an, miteinander zu quatschen.

Ich erinnere mich kaum daran, worüber wir sprachen. Und da ich ihn nicht als schwul wahrgenommen hatte, machte ich mir keine weiteren Gedanken. Wir verabschiedeten uns voneinander, und ich tauchte wieder in meinen Alltag aus Seminaren, Tanzen und Feiern ein. Ich dachte nicht weiter an ihn, auch wenn ich unser Gespräch als sehr angenehm empfunden hatte. Außerdem hatte mir Pascale zu verstehen gegeben, dass er sich für ihn interessierte. Er verliebte sich gern mal in heterosexuelle Männer und hatte oft Pech bei seinen Auserwählten. Was mir Pascale nicht erzählt hatte, war, dass dieser besagte junge Mann nach unserem Gespräch Interesse an mir zeigte …

HOW TO SZENE

Wie du an meinen Erlebnissen gesehen hast, hatte ich einige Hürden zu überwinden, bis ich meinen Weg gefunden habe, um mich in der Szene zurechtzufinden. Wenn es bei dir auch so ist und es dir schwerfällt, dich aufzuraffen, dann hast du mein größtes Verständnis. Ich kann dir aber versichern, dass sich die anfängliche Aufregung irgendwann legen wird. Und bis es so weit ist, kannst du weiter ausprobieren und schauen, was dir guttut und dir dabei immer wieder Zeit nehmen, um alle Eindrücke zu verarbeiten und darüber zu reflektieren.

Je größer und anonymer die Stadt ist, in der du lebst, desto leichter kann es sein, Anschluss in der Szene zu finden. Zumindest könnte

Wie wäre es, wenn du damit anfängst:

- Du könntest online schauen, was die LGBTQIA+-Szene in deiner Stadt anbietet: Gibt es Cafés, Vereine oder Partys?
- Du könntest in einem Café vorbeischauen, das von der LGBTQIA+-Community betrieben wird, einen Kaffee trinken und dabei eine Zeitschrift lesen. Dann hast du etwas zu tun und kannst dich entspannt umsehen, ohne etwas tun oder einen Kontakt anbahnen zu müssen.
- Du könntest den Veranstaltungskalender eines LGBTQIA+-Vereines studieren und dir eine Veranstaltung heraussuchen, die dich persönlich anspricht. Gibt es einen Vortrag zu einem Thema, das du spannend findest? Eine Party, die lustig klingt?

Du könntest dich nach einer*einem Sparringspartner*in umsehen, um nicht alleine die ersten Schritte zu gehen.

man das meinen, weil das Angebot in Zentren wie zum Beispiel Berlin immens ist und Berliner*innen das Privileg haben, in den üppigen Genuss von tollen Partys und interessanten Zusammenkünften zu kommen. Trotzdem muss man auch in Großstädten seine Crowd erst einmal finden. Es kann genauso lange dauern, sich zu orientieren, wie in kleineren Städten, und nur, weil es ein großes Angebot gibt, heißt es nicht, dass es automatisch besser ist.

Vielleicht kommt dir der Gedanke bekannt vor, dass du niemanden findest, der zu dir passt, weil das Angebot in deiner Stadt zu klein ist. Ich habe jedoch die Erfahrung gemacht, auch in mittelgroßen und mittelkleinen Städten – Landau, you rembember – Menschen kennenzulernen, die mir sehr zugesagt haben. In Mainz gibt es zum Beispiel ein überschaubares Angebot. Es ist nicht überbordend viel los, aber es genügt mir.

Wenn du in einer kleinen Ortschaft aufgewachsen bist und die gesamte Dorfgemeinschaft dich schon seit immer kennt, ist es schwieriger, die eigene Identität zu finden, sie zu festigen und auszuleben. Hinzu kann kommen, dass die Mentalität der Dorfgemeinschaft vielleicht nicht ganz so offen für die LGBTQIA+-Community ist – je nachdem, wie konservativ die Gegend ist, in der du lebst. Und wenn du Pech hast, wird hinter deinem Rücken gequatscht und Gerüchte werden verbreitet. Falls das der Fall sein sollte, dann versuche, dich von dem Gerede zu distanzieren. Ich weiß, es ist einfacher gesagt als getan.

Gracias Goldene Regel

Du hast ein Recht auf deine Identität. Wenn sie vermeintlich nicht zur Dorfgemeinschaft passt, wirst du in der Zukunft einen Ort finden, an dem du dich wohlfühlst – nicht jetzt gleich, aber später, wenn du auf eigenen Beinen stehst.

Wenn du das Gefühl hast, auf verlorenem Posten zu stehen: Egal wie groß oder klein deine Schule ist – du wirst mit Sicherheit nicht der einzige queere Mensch sein. Ich hatte bereits Jahrgänge in meiner Schule, da war die Zahl der Menschen, die sich als queer geoutet haben, zweistellig. Auch während ich selber noch zur Schule gegangen bin, hielt ich mich für den einzigen queeren Menschen in meinem Jahrgang. Im Nachhinein hatte sich Folgendes herausgestellt: Es waren drei lesbische Frauen dabei, drei schwule Männer und ein bisexueller Mann. Wir waren zu siebt, in einem Jahrgang von 98 Schüler*innen.

Gracias Goldene Regel

Es kann sein, dass du deine Heimatstadt irgendwann mit anderen Augen sehen wirst – wenn du dich selbst identifiziert hast und weißt, wer du bist. Vielleicht ist es dann nicht mehr so festgefahren oder du hast die Möglichkeit, in deiner Heimat neue Erfahrungen zu sammeln.

Du kannst online das Angebot deiner Stadt studieren. Auch wenn du in einer kleineren Stadt wohnst, gibt es vielleicht ein Café oder einen Verein, bei dem du vorbeischauen kannst. Nimm dir Zeit und wähle etwas aus, bei dem du erst einmal kleine Schritte gehen kannst.

Wenn ich damals nicht meinen Flugbegleiter gehabt hätte, wäre ich rückwärts wieder aus dem Café gestolpert. Ich weiß nur zu gut, wie überfordernd es sein kann, sich einer solchen Situation auszusetzen.

Als zweiten Ort, neben dem realen Wohnort, gibt es natürlich das Internet. Ich hatte meine ersten Männer noch über klassische Kontaktanzeigen kennengelernt, heute hast du diverse Möglichkeiten, die Community kennenzulernen. Du kannst dir über diesen Weg auch eine*n Sparringspartner*in suchen: Vielleicht hast du auf *Tinder* einen Match, mit dem du dir zwar keine romantische Beziehung vorstellen kannst, aber gerne mal gemeinsam Locations auschecken möchtest?

Auch wenn ihr euch noch nicht gut kennt, hab keine Scheu, zu fragen, ob sie*er dich begleiten möchte. Je öfter ihr euch trefft, desto vertrauter werdet ihr euch, und mit jedem Mal wird es für dich einfacher sein, deine Komfortzone zu verlassen (also falls du überhaupt Probleme damit hast. Wenn nicht: Go for it!). Bei mir waren Florian und Marcel die Türöffner – über sie habe ich so viele liebe Menschen kennengelernt, die mir teilweise noch immer sehr am Herzen liegen.

Gracias Goldene Regel

Vielleicht ist der*die Verbündete in einer anderen Klasse oder im Jahrgang über oder unter dir – halte die Augen offen und sei vor allem offen für Begegnungen. Merk dir: Du bist nicht alleine, egal, wo du lebst.

Wenn du in die Szene abtauchst, hast du es mit Menschen und Gruppendynamiken zu tun. Überlege dir gut, was du erwartest – eine heiße Nacht oder tiefgehende Freundschaften? Einen Rausch oder Gespräche, die dich weiterbringen? Setze dich mit deinen Bedürfnissen auseinander und finde heraus, welcher Persönlichkeitstyp dir am ähnlichsten ist, und handle danach. Am Ende des Kapitels habe ich etwas für dich vorbereitet, das dir vielleicht hilft, dich selbst besser kennenzulernen.

Gracias Goldene Regel

Du musst dich nicht verbiegen, nur um »dazuzugehören«.

Auch wenn es sich vielleicht momentan noch nicht so für dich anfühlt, ich kann dir versichern, dass du deine Gruppe, in der du dich wohlfühlst, finden wirst. Vielleicht schon morgen, vielleicht erst in einem Jahr. So lange kannst du dich mit deinen Hobbys beschäftigen und herausfinden, was dir wirklich Spaß macht. Dieser Trick hat nichts

Esoterisches oder so, es ist reine Psychologie: Wenn du dafür sorgst, dass du dir selbst deine Bedürfnisse erfüllst und dich wohlfühlst, ziehst du automatisch Menschen an, die gerne mit dir Zeit verbringen möchten und mit denen du wiederum gerne Zeit verbringen möchtest.

Denk an die Bedürfnispyramide! Das Leben ist so facettenreich,
versteif dich nicht auf einen einzelnen Aspekt –
so wichtig er auch im Moment erscheinen mag.

GRACIA IN DA HOUSE

Als ich mit 22 meinen Mann Kilian kennenlernte, war es für mich auf einmal nicht mehr wichtig, Teil der Szene zu sein. Während der ersten acht Jahre unserer Beziehung war ich nicht auf Szene-Partys oder im Verein tätig. Zwar hatte ich noch ein, zwei schwule Freunde aus der Partyzeit, mehr brauchte ich aber nicht, ich hatte andere Prioritäten. Mit Kilian führte ich über elf Jahre eine Fernbeziehung – an den Wochenenden war ich bei ihm oder er bei mir, diese gemeinsame Zeit wollten wir für uns auskosten.

In den ersten Jahren nach meinem Coming-out war für mich die Szene ein Mittel, um mit anderen Männern in Kontakt zu kommen, zu flirten und zu feiern – das alles brauchte ich nicht mehr. Wenn wir doch mal im Club waren, holte sich Kilian einen Drink an der Bar, stellte sich an den Rand und beobachtete mich, wie ich auf der Tanzfläche abging. Langweilig war ihm dabei zwar nicht, aber richtig erfüllt hatten uns diese Abende nicht.

Alles änderte sich, als ich meine innere Königin fand und *Gracia Gracioso* aus der Taufe hob. Als Dragqueen baute ich einen ganz anderen Bezug zur Szene auf, und es ergab plötzlich wieder Sinn, mich in die Community einzubringen. Als ich nach meiner achtjährigen Pause wieder am Start war, ging es ab, und zwar so richtig. Ich fing an, selber Partys zu organisieren, war die Anlaufstelle für den CSD in Mainz und begann, sehr aktiv auf der Bühne zu stehen. Nachdem ich zwei Jahre als *Gracia Gracioso* unterwegs war und die *Drag Invasion* ins Leben gerufen hatte, wurde ich auch Mitglied von *Schwuguntia* – dem Mainzer Verein für queere Menschen.

Die **Drag Invasion** ist ein Zusammenschluss von Drag Queens in Mainz, den ich 2015 gegründet habe. Wir unterstützen uns gegenseitig und sind unsere eigene kleine Community.

Ehe ich's mich versah, wurde ich bei meiner ersten Mitgliederversammlung zum Schriftführer in den Vorstand gewählt. Es ging superschnell, und ich fühlte mich sehr geehrt!

Ich glaube, mir eilte der Ruf voraus, zuverlässig und gut organisiert zu sein – und damit hatten sie auch nicht unrecht, als Lehrer und für die Shows als Dragqueen muss ich das sein. Damit begann meine aktive Vereinsarbeit. Ich war für das Bühnenprogramm des CSD verantwortlich, akquirierte Künstler*innen, suchte Sponsoren für die Finanzierung. Da der CSD in Mainz immer groß gefeiert wird und im Rahmenprogramm eines größeren Festivals, der Sommerschwüle, integriert ist, machte ich als Gracia den Empfang und moderierte die Shows. Das zog ich fünf Jahre lang durch: Vereinsarbeit auf einem extrem hohen Niveau, inklusive wochenlanger Vorbereitungen und der Durchführung des CSD – vom Bühnenaufbau über die Moderationen und Partybespaßung bis hin zum Bühnenabbau. Es machte mir großen Spaß, mich aktiv einzubringen. Auf Dauer wurde es mir jedoch zu viel, weshalb ich mich im sechsten Jahr nicht mehr zur Wahl aufstellen ließ.

Gracias Gesicht stelle ich weiterhin liebend gerne zur Verfügung, aber ich wollte mich nicht mehr verpflichtet fühlen, wirklich alles selber auf die Beine stellen zu müssen.

Es gibt noch so viel anderes, woran ich Spaß habe! Ich leitete ehrenamtlich die schwul-lesbischen Tanzkurse in Mainz, deren Einkünfte wiederum in das Budget der Sommerschwüle einfließen, um Künstler*innen zu engagieren. Als Lehrer habe ich einen Bildungsauftrag, weshalb ich im Rahmen meiner fachlichen Arbeit eine Broschüre für queere Aufklärung verfasst habe. Da ich mich so stark eingebracht habe, konnte ich, nachdem mir die Szene in der Zeit, als ich mich in meine Homosexualität einfand, so viel gegeben hatte, nun wieder viel zurückgeben. Gerade als Dragqueen bin ich mit der Szene eng verstrickt: Ich möchte auf die Bühne und auf Partys eingeladen werden. Vereine, die mich einladen, bekommen im Gegenzug eine hervorragende Bühnenshow geliefert– auf diese Weise gestalte ich mit und bin mitverantwortlich für das äußere Erscheinungsbild der Szene.

Als ich 2015 und 2016 im Rahmen des CSD die *Miss Drag Rheinland-Pfalz* organisierte, wurde sie zum erfolgreichsten Dragcontest in Deutschland. Es gab Anmeldungen aus ganz Deutschland, sogar internationale Dragqueens reisten zu uns nach Mainz, um auf unserer Bühne aufzutreten. Während ich mich um die Orga kümmerte, den Event hostete und moderierte, haben die Dragqueens eine solche Stimmung gemacht, dass die Halle tobte und wir zusammen ein rauschendes Fest feierten, das einfach nur crazy und großartig war – und zwar jenseits aller konventioneller Normen.

Im Nachhinein gab es allerdings auch Kritik vonseiten der Besucher*innen, dass wir Drags sehr viel Raum eingenommen hatten: Tagsüber standen wir Dragqueens während des CSD auf der Bühne, bewarben die Show am Abend, plakatierten sie überall in der Stadt, und am Abend war der Contest der Hauptevent. Ich kann die Kritik verstehen, doch gleichzeitig war es für mich ein Moment der Erkenntnis: **Ich kann die Szene bewusst gestalten, ich bin ein Teil davon**.

WARUM WIR DIE SZENE BRAUCHEN

Wie ihr seht, sah ich erst einmal keinen Mehrwert darin, mich aktiv in die Szene einzumischen, doch dann kam die Neugierde – und damit hat eigentlich alles so richtig begonnen. Während meiner Pause führte ich ein sehr erfülltes Leben, und es fehlte mir an nichts, deshalb habe ich für jeden Menschen Verständnis, der keine Affinität zur Szene hat. Man kann queer sein – und einfach sein Ding machen und glücklich dabei sein. Wenn ich nicht den Drag für mich gefunden hätte, wüsste ich nicht, ob ich diesen starken Bezug zur Szene heute hätte.

> **Gracias Goldene Regel**
> Ich sag mal so: Nur weil man gerne Fußball guckt, heißt das nicht, dass man selbst Fußballspielen muss.

Szene ist etwas Tolles, Buntes – wir feiern zusammen, jeder liebt jeden, und du kannst dich von der heteronormativen Welt befreien. Die Kehrseite ist aber, dass sie auch sehr einschüchtern kann: Zum Beispiel, wenn man Issues mit dem eigenen Körper hat. Leider kann es sein, dass Menschen, die nicht einem bestimmten Schönheitsideal entsprechen, links liegen gelassen werden.

> **Gracias Goldene Regel**
> Die Szene kann einem etwas geben, sie kann aber auch anstrengend sein. Es gibt die negativen Seiten der Szene und Diskriminierungen. Daran kannst du etwas ändern. Du hast einen Mehrwert und kannst aktiv daran mitwirken, dass die Community zu einem Safe Space wird.

In unserem queeren Zentrum in Mainz zum Beispiel gibt es Selbsthilfegruppen, in denen du dich austauschen kannst; du kannst auch einfach so hingehen, dich mit Freund*innen verabreden, Brettspiele spielen und abhängen, wie in deinem eigenen Wohnzimmer. So, wie ich das in Landau im Regenbogencafé gemacht habe. Wenn du willst, findest du ein familiäres Umfeld und Wohnzimmeratmosphäre, wo du einfach so sein kannst, wie du bist, ohne dich zu verbiegen oder etwas machen zu müssen, worauf du keinen Bock hast.

Wenn du dich zum Beispiel mit einem schwulen Freund oder einer lesbischen Freundin treffen möchtest – aber deine Eltern nicht über deine Sexualität Bescheid wissen –, dann geht am besten in ein Zentrum. Dort könnt ihr Brettspiele spielen oder einfach nur quatschen. Hier seid ihr sicher.

Wenn du dich wohl in deiner Haut fühlst und weißt, wer du bist – auch dank der Unterstützung in der Szene –, ist das so was von **next Level**. In dieser Phase kommen ganz neue Energien zum Vorschein, und vielleicht entwickelst du das Gefühl, etwas zurückgeben zu wollen. Das ist der Zeitpunkt, in dem du dich aktiv einbringen kannst und andere von dir profitieren können.

So geht der Kreislauf: Generationenübergreifend profitieren alle voneinander – die Person, die nimmt, gibt wiederum etwas, weil die Person, die gibt, etwas zurückgeben kann.

Du kannst die Szene mitgestalten und selbst einen sicheren Raum zur Verfügung stellen, und das muss nicht immer in Form von Party sein: Du kannst dich auch über **Aufklärung, queere Bildung und in Kulturzentren einbringen**. Es ist ein Geben und ein Nehmen und stellt sicher, dass die Szene weiterlebt. Du musst nicht unbedingt den CSD organisieren, es kann eine kleine Party sein, die du ausrichtest.

Seit einer Weile beobachte ich, dass es immer weniger Clubs gibt, die ausschließlich für die LGBTQIA+-Szene sind. Vielleicht liegt es daran, dass die queere Szene inzwischen so selbstermächtigt ist, dass diese Clubs nicht mehr gebraucht werden. Vielleicht fühlen sich queere Menschen in heteronormativen Clubs wohl und haben nicht mehr das Bedürfnis, ihren eigenen Space zu haben. Vielleicht liegt es aber auch an Social Media: Früher waren wir quasi abhängig von queeren Zeitschriften, die Veranstaltungen anpriesen und für uns die einzige Möglichkeit waren, uns zu treffen und auszutauschen. In diesem Ausmaß wird das in der heutigen Zeit vielleicht nicht mehr gebraucht. Ich persönlich finde es schade, wenn wir unsere Safe Spaces aufgeben, weil wir uns nicht sorgfältig genug um sie kümmern und die Begegnungen und den Austausch ins Internet verlagern – das schwächt unser Zusammengehörigkeitsgefühl und unsere gemeinsame Identität, die wir doch auch heute so gut gebrauchen können.

IT'S JOURNALING-TIME!

Wir haben darüber gesprochen, dass es vor allem davon abhängt, welche Persönlichkeit du hast. Damit weißt du dann auch, in welcher Form du in der Szene mitmischen möchtest. Lass uns das mal zusammen erkunden.

Du kannst dich auf dem Pfeil verorten und dir dadurch bildlich vor Augen führen, was dir persönlich wichtig ist. Denk daran, dass es sich um Momentaufnahmen handelt. Es gibt Phasen im Leben – ganz egal, ob du intro- oder extravertiert bist –, in denen man etwas für sich klären muss und deshalb Zeit für sich braucht. Dabei geht es nicht nur darum, »die ganze Zeit« nachzudenken und etwas zu klären, sondern auch darum, etwas sacken zu lassen, zu verdauen, aus dem Fenster zu starren oder zu schlafen.

Und dann kommen wieder Phasen – auch für Introvertierte! –, die aufregend sind, weil so viel im Außen passiert. Man hüpft von Party zu Party, ist jeden Abend verabredet und genießt es einfach, ohne dass es Energie raubt. Dieses Abwägen und Abtasten ist übrigens eine lebenslange Aufgabe. Wenn du deine Balance gefunden hast, kannst du dich sehr glücklich schätzen!

Ich liebe die Vorstellung, eingebunden zu sein, Events zu veranstalten und mit vielen Menschen im Kontakt zu sein.	Die Vorstellung, Teil einer Szene zu sein, fasziniert mich, ich brauche es für mich persönlich aber nicht.

Zeigt euch, Reize, ich nehme auch alle!	Huch, ein Reiz, bitte verschwinde!

Morgen treffe ich mich zum Mittagessen, den Tag drauf bin ich zum Kaffeetrinken verabredet, am Wochenende geht's in den Club – geil, geil, geil!

Heute Abend lese ich ein Kapitel aus dem Buch, das ich mir neulich aus der Bibliothek ausgeliehen habe, und am Wochenende mache ich ein bisschen Sport und kümmere ich mich um meine Wäsche – herrlich!

Extrovertiert

Introvertiert

Ich bin eher:

Ich freue mich über:

Ich nehme mir vor, mich darum zu kümmern:

4. KAPITEL

LERNE DEINE GEFÜHLE KENNEN

WIE ICH DIE LIEBE MEINES LEBENS KENNENLERNTE

Erinnert ihr euch daran, wie ich mit dem jungen Typen auf der Fensterbank ins Gespräch kam, als ich vom Tanzkurs heimgehen wollte? Der Mann, mit dem ich mich zwar nett unterhalten, mir aber nichts weiter dabei gedacht habe? Das ist heute mein Ehemann.

Zu dem Zeitpunkt war ich noch nicht offen für etwas Neues. Ich war nicht auf der Suche, weshalb meine Antennen wahrscheinlich nicht ausschlugen.

Die Begegnung verbuchte ich unter »nett« und ging meinem gewohnten Alltag nach, der aus Uni, Tanzen und Party bestand. Vier Monate später fragte mich Pascale, völlig aus dem Zusammenhang gerissen, ob ich nicht Bock hätte, auf eine Schwulenparty mitzukommen, die an jenem Abend in Stuttgart stattfand.

»Ach nee, aber danke, dass du mich fragst«, meinte ich. »Ich müsste mit dem Auto hinfahren, darauf habe ich gerade keine Lust.« Ich war nicht besonders angetan von dem Gedanken, nur für eine Party knapp zwei Stunden im Auto zu hocken – und dann auch wieder zurückzufahren. Da konnte ich mir für meinen Samstagabend Besseres vorstellen.

»Das Auto brauchst du gar nicht!«, erklärte mir Pascale. »Ich nehme dich mit, und du musst auch nicht am gleichen Abend zurückfahren, wenn du nicht willst. Wir könnten bei meinen Eltern übernachten, die sind eh nicht da.« Seine beste Freundin sei auch am Start, außerdem würde er mich am Sonntag wieder nach Hause fahren. Aha, das klang schon besser, doch so ganz war ich noch nicht überzeugt und das hatte Pascale auch gemerkt. »Der Kilian kommt übrigens auch«, sagte er noch nebenbei. »Welcher Kilian denn?«, fragte ich erstaunt. Der Hinweis ließ mich eher gleichgültig, ich konnte mich ja kaum an den Kerl auf der Fensterbank erinnern, und dass er Kilian hieß, hatte ich auch nicht mehr auf dem Schirm. Trotzdem gefiel mir die Vorstellung, zu viert nach Stuttgart zu fahren und dort einen schönen Abend zu verbringen, also sagte ich schließlich zu.

Wir holten Kilian, der in Tübingen studierte, bei dessen Bruder ab und starteten in den Abend. Schon auf dem Weg nach Stuttgart hatte mir Pascale in den Ohren gelegen, wie er versuchen würde, Kilian um den Finger zu wickeln. Soll er es doch versuchen, hatte ich mir da noch genervt gedacht.

Als wir in den Abend starteten und bei der Party abgingen, änderte sich etwas bei mir, und der Abend verlief anders als erwartet: Mit etwas Abstand und ohne den Trouble mit meinen Ex-Beziehungen, drehten sich meine Antennen in Kilians Richtung. Ich fand Kilian richtig sexy und lustig und charmant. Wir unterhielten uns, und uns ging keine Minute der Gesprächsstoff aus. Es funkte zwischen uns.

Nachdem wir die Party verlassen hatten und uns noch einen Mitternachtssnack genehmigten, schlug Kilian vor, dass wir doch alle zusammen bei Pascale übernachten könnten. Pascale bekam große Augen, denn genau das hatte er sich ja gewünscht. Aber er hatte nicht mitbekommen, dass Kilian und ich uns so gut verstanden … Freudestrahlend flüsterte er mir zu, dass Kilian neben ihm schlafen könne. »Hm, ist das nicht blöd für Laura? Willst du wirklich, dass sie neben einem fremden Mann schläft?« Okay, ich gebe es zu, es war etwas bitchy, aber wir hatten es im Vorfeld abgecheckt: Kilian wollte neben mir schlafen und ich neben ihm. Es gab gar keine andere Möglichkeit mehr, und zwar für uns beide. Mein Argument hatte gezogen. Als Pascale uns unser Nachtlager gezeigt hatte und wir uns eingerichtet hatten, wollte er ums Verrecken nicht gehen. Da war ich mir sicher, dass er doch etwas geahnt hatte …

Es war eine kurze Nacht. Und das lag nicht nur daran, dass wir schon um sieben Uhr von einem gut gelaunten Pascale zum Frühstück geweckt wurden. Wir ließen den Vormittag noch gemütlich ausklingen. Bevor wir alle wieder fuhren, steckte mir Kilian heimlich seine Telefonnummer zu.

Am selben Abend telefonierten wir – und das habe ich danach nie mehr hingekriegt – sage und schreibe sieben Stunden lang. Am Schluss erklärte Kilian, dass er die Telefoniererei furchtbar finden würde, er wolle am nächsten Tag zu mir nach Landau kommen. Und das tat er dann auch: Er kam mit dem Zug aus Tübingen und blieb eine ganze Woche bei mir.

Zu dem Zeitpunkt hatte ich so ein Gefühl, ich ahnte aber nicht, dass es der Beginn der Beziehung meines Lebens sein würde.

ÜBER GEFÜHLE

Lass uns einmal gemeinsam erkunden, welche Gefühle im Beziehungsspektrum vorhanden sein können und welche queere Beziehungsformen es gibt. Zuallererst möchte ich eins klarstellen: Du kannst und darfst dich jederzeit verlieben. Wir leben in Europa in einer freien Gesellschaft, Deutschland ist ein Land mit einer offenen Mentalität.

> **Gracias Goldene Regel**
> Ganz egal, welche sexuelle Orientierung du hast: Du kannst dich in alle möglichen Menschen verlieben, unabhängig von ihrem Geschlecht. Es muss nicht immer zu einer romantischen Beziehung führen. Aus dem Gefühl können auch tiefe und innige Freundschaften entstehen.

schwärmen — sich verlieben — lieben →

Zeit

- **Schwärmen**: Du fühlst dich von einem Menschen angezogen und hast Herzklopfen, wenn du diesen siehst oder an diesen denkst – das kann eine Person in deinem Umfeld sein oder jemand, der*die unerreichbar ist, zum Beispiel ein Popstar oder ein*e Influencer*in. Man kann sich von der Person, für die man schwärmt, sexuell und/oder romantisch angezogen fühlen.

- **Sich verlieben**: Du lernst eine oder mehrere Personen kennen, mit dem/denen du unbedingt viel Zeit verbringen möchtest. Deine Hormone schlagen Purzelbäume, und du denkst die ganze Zeit an diese Person oder diese Personen. Keine Sorge, du bist nicht verrückt – es sind deine Hormone, die verrückt spielen. Es ist in Ordnung, in Tag- und Sexträumen an diesen/diese Menschen zu denken.
- **Lieben**: Das Gefühl des Verliebtseins wird schwächer und macht Platz für eine tiefere, stabilere Emotion. Liebe entsteht mit der Zeit und innerhalb einer Beziehung – wenn du dir das Leben nicht mehr ohne deinen Herzensmenschen vorstellen kannst, trotz all seiner* ihrer Macken und vielleicht manchmal strangen Ansichten. Das Gefühl Liebe ist nicht immer präsent, und das ist in Ordnung. Das Gefühl der Freude oder der Dankbarkeit kann auch nicht ständig aufrechterhalten werden, so schön das auch wäre. Liebe umfasst das Vertrauen, dass man sich aufeinander verlassen kann, besonders in emotional anspruchsvollen Zeiten.

Es ist wichtig, dass du die Möglichkeit hast, dich auszuprobieren. Bei uns queeren Menschen sind Tabus ein großes Thema (was mal wieder daher kommt, dass wir in einer heteronormativen Welt leben, Überraschung …). Versuche deshalb, dir selbst keine Tabus aufzuerlegen und sie dir auch nicht von deinem Umfeld auferlegen zu lassen. Wie das geht? Das ist gar nicht so einfach! Du kannst immer wieder in dich hineinspüren, um festzustellen, für wen du etwas empfindest. Du kannst dich als Nächstes fragen, ob es sich um Gefühle handelt, weil du denkst, dass sie von dir erwartet werden, oder ob du echte Zuneigung verspürst.

Wie du siehst, habe ich mich mehrfach in Mädchen verliebt, bevor ich mein inneres Coming-out hatte. Es geschah aus dem Bedürfnis heraus, einem Menschen nahe zu sein und Gefühle gemeinsam zu teilen. Gerade wenn du selbst deine sexuelle Orientierung noch erkundest und unsicher bist, ob deine Schwärmereien zu etwas führen könnten, kann es zu solchen Verwirrungen kommen. Ich kann gut nachvollziehen, wenn du Ängste hast, deine Gefühle zu zeigen – das erfordert immer Mut.

Besonders mutig ist es, wenn du deine Gefühle zeigst, ohne zu wissen, ob sie erwidert werden.

Romantische Orientierung

Ähnlich wie bei der sexuellen Orientierung gibt es auch bei der romantischen Orientierung verschiedene Ausprägungen.[22] Sie kann als Gradmesser dafür verwendet werden, in welche Menschen man sich verliebt und mit wem man sich vorstellen kann, eine Beziehung zu führen.

- **Aromantik:** Ein Mensch, der keine romantische Anziehung verspürt und sich nicht für romantische Beziehungen interessiert.
- **Ambiromantik:** Ein Mensch, der sich romantisch zu Personen hingezogen fühlt, die androgyn sind.
- **Androromantik:** Ein Mensch, der sich zu Männern oder maskulinen Personen hingezogen fühlen (zum Beispiel geeignet für non-binäre Menschen, weil es nicht um das eigene Geschlecht geht).
- **Biromantik:** Ein Mensch, der sich romantisch zu Personen zweier oder verschiedener Geschlechter hingezogen fühlt.
- **Demiromantik:** Ein Mensch, der erst eine romantische Anziehung entwickelt, nachdem er*sie eine starke emotionale Bindung zu der/den Person/en gebildet hat.
- **Femmeromantik:** Ein Mensch, der sich romantisch zu Frauen oder weiblichen Personen hingezogen fühlen (zum Beispiel geeignet für non-binäre Menschen, weil es nicht um das eigene Geschlecht geht).
- **Heteroromantik:** Ein Mensch, der sich romantisch nur zu Personen eines anderen Geschlechts hingezogen fühlt.

- **Homoromantik:** Ein Mensch, der sich romantisch nur zu Personen des eigenen Geschlechts hingezogen fühlt.
- **Panromantik:** Ein Mensch, der seine romantische Anziehung nicht vom Geschlecht der anderen Person abhängig macht.
- **Polyromantik:** Ein Mensch, der sich zu Menschen mehrerer Geschlechter romantisch angezogen fühlt.

Manchmal kann es sein, dass die romantische Orientierung sich von der sexuellen Orientierung unterscheidet, bei vielen Menschen stimmen sie überein. Ein pansexueller Mensch kann sich zum Beispiel sexuell von allen Geschlechtern angezogen fühlen, romantische Gefühle aber nur für ein Geschlecht entwickeln.

Vielleicht hast du von deinen Eltern schon einmal gehört, dass du nicht wissen kannst, was Liebe wirklich bedeutet. Lass dich davon nicht beirren. Du befindest dich auf deinem Weg, Gefühle und Beziehungen zu anderen Menschen zu erkunden. Liebe, die in einer Beziehung mit der Zeit gereift ist, kann man als Teenager noch nicht kennen – das ist der natürliche Lauf der Dinge, auch wenn du selbst das vielleicht anders siehst. Dieses Gefühl durftest du jedoch in einer anderen Form durchaus bereits kennenlernen: die Liebe zu deinen Eltern, Geschwistern und Freund*innen. Worauf du dich immer verlassen kannst, sind deine Gefühle: Du kennst sie am besten. Für deine emotionale Entwicklung ist es enorm wichtig, diese Gefühle wahrzunehmen und ernst zu nehmen – und auch, dass du sie zulässt. Weil sie so intensiv sind, binden sie dich an einen anderen Menschen und du lernst darüber, dich dem*der anderen gegenüber – einem Menschen außerhalb deiner Familie – zu öffnen, zu vertrauen und Nähe aufzubauen. Dafür sind einige Schritte notwendig, für die du dir jeweils Zeit nehmen darfst.

Gaslighting

Der Begriff mäandert immer wieder durch die sozialen Netzwerke und ist dir vielleicht auch schon begegnet. Bei Gaslighting geht es darum, dass dir jemand deine Gefühle abspricht, indem er dich manipuliert und erklärt, dass deine Gefühle nicht stimmen oder nicht richtig sind. Damit ist nicht gemeint, dass deine Eltern sagen, du könntest das Gefühl »Liebe« noch nicht verstehen. Es ist eher dann der Fall, wenn deine Wahrnehmung infrage gestellt wird, sodass du anfängst, daran zu zweifeln, ob deine Gefühle richtig sind. **Aber das stimmt nicht, deine Gefühle sind immer richtig.**

DIE DREI-MONATS-GRENZE

Wir waren gerade mal zwei Wochen zusammen, als Kilian meine ganze Familie kennenlernte und das volle Programm abbekam: Ich fuhr zu meiner Landesmeisterschaft, und da Killian mich noch nicht richtig tanzen gesehen hatte, nahm ich ihn kurzerhand mit. Im Schlepptau waren allerdings auch: meine Mutter und ihr neuer Partner, mein Bruder Bernd, meine Großeltern und meine Freundin Patricia mit ihrem damaligen Freund – alle waren da!

Jetzt, nachdem Kilian und ich über 20 Jahre in einer Beziehung sind, weiß ich, wie sehr ihm solche großen Familientreffen Unbehagen bereiten und wie groß sein Einsatz damals für mich gewesen war.

Dieses Treffen war für uns alle sehr wichtig, denn es bedeutete einen Wendepunkt bei meiner Großmutter: Als sie mit Kilian ein Gespräch anfing, mochte sie ihn auf Anhieb. »Der gefällt mir«, zwinkerte sie mir zu, als wir mal eine Minute für uns hatten. Mir fiel ein Stein – es war ein richtiger Brocken – vom Herzen. Ihre Versuche, mich »zu heilen«, waren mir stärker an die Nieren gegangen, als ich das hatte zugeben wollen. Es gefiel ihr, wie sich Kilian gab, wie und wovon er sprach. Das Gesamtpaket war in ihrem Sinne – und was im Sinne meiner Großmutter war, war auch im Sinne meines Großvaters. Es waren zwei Jahre seit meinem Coming-out bei meinen Großeltern vergangen, und das Kennenlernen von Kilian war wie ein Cut. Von nun an wurde nur noch positiv über meine Homosexualität gesprochen, ohne sie zu verschweigen oder mit einem Beigeschmack zu erwähnen. Ich glaube, dass meine Familie früh gespürt hatte, wie wohl ich mich mit ihm fühlte.

Zum ersten Mal fühlte ich mich so angenommen, wie ich bin. Ich hatte von Anfang an keine Angst, dass er mich gleich wieder verlassen würde. Wir haben Gespräche geführt, die mir Stabilität vermittelten, sie waren intensiv, ehrlich und direkt. Wir haben keine Spielchen miteinander gespielt und uns nichts vorgemacht. Von Minute eins an war ich einfach nur ich selbst.

Und trotzdem, ich wurde ziemlich nervös, als wir zwei Monate zusammen waren. Ich ließ mich auf ihn ein und wollte mit ihm zusammen sein. Aber wollte er das auch? Ich versuchte, die nagenden Gedanken, warum mich die Männer nach ein paar Monaten wieder verließen, zu verdrängen – und zu meiner Erleichterung verzogen sie sich von selbst.

> Weil er mir diese Sicherheit geben konnte, begann ich schon früh, viel in diese Beziehung zu investieren – mir war klar: Mit diesem Mann möchte ich zusammen sein.

Eine Schwierigkeit zu jener Zeit war für mich, dass ich parallel weiterhin meinen Tanzsport betrieb. Meine Tanzpartnerin hatte ebenfalls hohe Ambitionen, und es war nicht so leicht, zwischen den intensiven Trainingsstunden am Wochenende, dem Wunsch, Zeit mit Kilian zu verbringen, der schließlich noch immer 150 Kilometer entfernt lebte, und meinem abzuschließendem Studium klarzukommen.

BEZIEHUNG – JA ODER NEIN?

Für mich war ziemlich schnell klar, dass ich mit Kilian eine romantische, monogame und langfristige Beziehung eingehen wollte. Das lag an mehreren Gefühlen, die ich von Anfang hatte, wenn wir zusammen waren: Ich fühlte mich gesehen und verstanden. Ich hatte das Gefühl, dass er ehrlich zu mir ist und loyal. Später stellte sich heraus, nachdem wir die Drei-Monats-Marke hinter uns gelassen und den Hormoncocktail leergetrunken hatten, dass wir bei unseren Konflikten ziemlich gut gemeinsame Lösungen finden konnten, mit denen wir beide leben können – mal geht es schneller, mal ist es langwieriger.

Klingt wie in einem romantischen Kitschfilm, oder? Natürlich ist das nur ein Teil der Wahrheit, denn es dauert eine Weile, bis man sich eingegroovt hat. Ich bin und war immer ein Beziehungsmensch und deshalb entspricht die monogame Beziehung meinen aktuellen Bedürfnissen. Kilian und ich haben während der 20 Jahre, die wir zusammen sind, gemeinsame Erfahrungen gesammelt und Krisen bewältigt, das hat uns zusammengeschweißt.

Aber natürlich sind die Bedürfnisse sehr unterschiedlich, nicht nur in der Art, wie man eine Beziehung führt, sondern auch, ob man sich überhaupt eine solche wünscht. Ich hatte vor meiner jetzigen Beziehung auch den einen oder anderen One-Night-Stand, aber sie konnten nur oberflächliche Bedürfnisse stillen – Spaß, Lust, Spannung, aber keine echte Bindung. Mit einem Menschen so intim zu sein, den ich kaum kenne, fühlt sich für mich nur für eine kurze Zeit gut an. Für mich persönlich spielt sich eine gut anfühlende Beziehung sowohl auf der körperlichen Ebene als auch auf emotionaler und psychischer Ebene ab.

Darüber hinaus gibt es unendlich viele Möglichkeiten, eine Beziehung mit einem oder mehreren Menschen einzugehen. Ich lebe die klassische monogame Paarbeziehung, es gibt aber weit mehr, was wir leben können – wir haben nicht alle dieselben Bedürfnisse. Manche leben ihre Sexualität mit verschiedenen Menschen aus oder haben je nach Bedürfnis auf emotionaler, sexueller oder freundschaftlicher Ebene jeweils andere Menschen. Heute gibt es wirklich eine Vielzahl an möglichen Beziehungsformen!

Du musst keine Beziehung führen, um glücklich zu sein. Falls du keine Partnerschaft hast und zum Beispiel von Freund*innen immer mal wieder darauf angesprochen wirst, ist es vollkommen okay, wenn dich das nervt. Jeder Mensch ist vollständig, ob mit oder ohne Partner*in, ob man sich eine*n wünscht oder nicht. Es gibt so viele Menschen, die ihr Leben anders gestalten als in Form einer Beziehung, mit vielen sozialen Kontakten und engen Freund*innen. Man muss einer anderen Person gegenüber nicht ständig romantische Gefühle oder ständig sexuelles Verlangen haben – das ist ja in einer festen und langfristigen Beziehung meistens auch nicht immer der Fall.

Es ist dein Leben, und das ist gut so. Die Hauptsache ist, dass du deine Bedürfnisse kennst und dafür sorgst, dass du sie dir befriedigen kannst.

Gerade in der Coronakrise habe ich gemerkt, wie viel Halt und Sicherheit eine gesunde Beziehung mir geben konnte – und da spielte nicht nur die Körperlichkeit eine große Rolle. Aber es gibt auch Menschen, die solche romantischen Gefühle nicht haben; sie werden aromantisch genannt, weil sie sich nicht verlieben. Wenn das bei dir der Fall ist, dann ist das vollkommen in Ordnung.

Ganz wichtig: Im Gegensatz zur sexuellen Orientierung, die einen Bestandteil deiner Identität ausmacht, ist es die Beziehungsform in der Regel nicht. Das Bedürfnis nach Nähe kann sich ändern und ist

Beziehung will ich, aber welche und wie viele?

Du kannst alle Beziehungsarten in deinem Kopf durchspielen. Vielleicht gibt es einen (oder mehrere Menschen) vor deinem inneren Auge, der dir gefällt? In welcher Form von Beziehung(en) möchtest du am liebsten sein? Bei diesem Gedankenexperiment kannst du so tun, als würdest du alle heteronormativen Geschichten, die du aus deinem Umfeld, aus dem Kino, aus Serien oder Büchern kennst, aus deinem Gedächtnis löschen. Hier geht es nur um dich, nicht um Bilder, die unsere Gesellschaft vorgeben oder deine Familie von dir erwarten.

- **Monogame Beziehung (oder: Paarbeziehung):** Zwei liebende Personen gehen eine Beziehung ein, es verbindet sie eine gemeinsame, exklusive Sexualität und eine freundschaftliche Ebene.
- **Offene Beziehungen/offene Ehe:** Ein Paar entscheidet gemeinsam, die Beziehung sexuell zu öffnen, meistens zu vorab festgelegten Regeln. Das Paar verbindet emotionale Treue, und es gewährt sich sexuelle Abenteuer mit anderen Personen.
- **Polyamore Beziehung:** Eine Person hat Liebesbeziehungen mit mehreren Personen, ohne Exklusivität, weder auf emotionaler noch auf sexueller Ebene.
- **LAT-Beziehung:** »Living apart together« – das Paar genießt Freiheiten, bewahrt Autonomie und Unabhängigkeit, und hat trotzdem eine*n Partner*in, mit dem*der Nähe geteilt wird.
- **Feste Beziehung:** Eine Form der monogamen Beziehung, in der beide langfristig zusammen sein wollen, kann mit Kinderwunsch, Ehe und/oder gemeinsamem Haustier verbunden sein, muss aber nicht.
- **Lose Beziehung:** Der Fokus dieser Art von Bindung liegt auf persönlicher Entwicklung und eigenem Freiraum. Körperliche Nähe und Sexualität teilt man mit einer anderen Person.
- **One-Night-Stand:** Eine einmalige Begegnung, die mit unverbindlichem Sex einhergeht.
- **Freundschaft plus (oder: friends with benefits):** Zwei Menschen, die eine Freundschaft verbindet, erweitern diese und haben Sex miteinander. Auf beiden Seiten gibt es keine Gefühle und keine Verpflichtungen, die Friendzone bleibt bestehen.

- **On-off-Beziehungen:** Ein Paar, das sich trotz Trennungen immer wieder versöhnt. Es kann sein, dass ein ewiger Kreislauf entsteht und es dem Paar weder gelingt, eine stabile Partnerschaft noch ein Ende zu finden.
- **Affäre:** Eine sexuelle und/oder romantische Beziehung, bei der mindesten ein*e Beteiligte*r in einer Beziehung mit einer dritten Person steht.

abhängig von den Lebenssituationen. Es kann sein, dass du mit einer losen Beziehung beginnst, die dann in eine feste übergeht. Eine Beziehung ist nicht zwangsweise eine Komponente deiner Identität. Eine Bindung zu einem anderen Menschen ist auch nicht von deiner sexuellen Orientierung abhängig. Es gibt das Vorurteil, das homosexuelle Menschen Sex mit häufig wechselnden Partner*innen haben. Das gibt es, ich habe es selbst beobachten können. Es ist aber nur ein Teil der Wahrheit. Auch queere Menschen haben das Bedürfnis nach einer festen Bindung, die monogam sein kann.

Schau immer, in welcher Situation du dich gerade befindest und ob es mit dem zusammenpasst, was du dir wünschst. Es kann zum Beispiel sein, dass du One-Night-Stands sammelst oder in einer Affäre verstrickt bist, während du eigentlich langfristig eine feste Beziehung eingehen möchtest. Aus den One-Night-Stands könnte sich etwas entwickeln, dennoch ist es wichtig, dir vor Augen zu halten, was ein One-Night-Stand ist: unverbindlich, einmalig, anonym. Also das Gegenteil von: verbindlich, gemeinsamer Alltag, Vertrautheit.

Gracias Goldene Regel

Richte dich so aus, dass die Beziehung, die du dir wünschst, auch in deinem Leben stattfindet. Du hast es verdienst, genau das zu bekommen, was du möchtest und was dir guttut.

Ängste/Bindungsängste

Wenn du das Gefühl hast, Bindungsängste zu haben, dann könnte zum Beispiel das Model LAT interessant für dich sein. Du hast einen Menschen, dem du nah sein kannst, behältst jedoch deinen eigenen Rückzugsort, den du nach eigenen Bedürfnissen gestalten kannst. Eine monogame Beziehung hat viele Vorteile; es ist schön, sich einem Menschen zugehörig zu fühlen, und eigentlich sollte in einer solchen Konstellation immer genügend Raum für die Befriedigung eigener Bedürfnisse sein. Wenn du aber weißt oder mit der Zeit die Erfahrung machst, dass du dich selbst in einer solchen Konstellation nicht an erster Stelle setzt, sondern deine Partnerperson, dann könnte es eine gute Option für dich sein.

KENNENLERNPHASE

Eine Beziehung ist viel mehr, als dass man sich optisch gefällt und gerne miteinander intim wird – wenn sie keine Freundschaft plus oder ein One-Night-Stand ist. Das ist natürlich absolut in Ordnung, wenn man sich schützt – okay, da spricht wieder der Lehrer aus mir heraus. Auch dafür gibt es Raum. Das sollte allen Beteiligten bewusst sein. Ich finde es wichtig, dies offen zu kommunizieren.

Du musst nicht gleich in den ersten Wochen alle Karten auf den Tisch legen. Vielleicht geht es für dich erst einmal darum, zu erkunden, ob dieser Mensch zu dir passt und ob du ihn*sie in dein Leben lassen möchtest. Diese Frage steht am Anfang. Um darauf Antworten zu finden, braucht es erstens Zeit und zweitens Gespräche, in denen ihr euch gegenseitig kennenlernt. Wenn du dich wunderst, warum sich die Beziehung nach drei, vier Monaten nicht weiterentwickelt, kann das viele Gründe haben. Einer wäre zum Beispiel, dass die Offenheit fehlt, sich wirklich richtig kennenzulernen und sich nicht nur körperlich, sondern auch emotional nackig zu machen.

> **Gracias Goldene Regel**
> Wenn du dich deinen Gefühlen stellst, den Mut hast, sie zu zeigen und dich wirklich mit deiner neuen Partnerperson auseinandersetzt, hast du die Möglichkeit, eine tiefere Beziehung einzugehen.

Fragen für euch

Folgende Fragen könnt ihr euch gegenseitig stellen, um euch, eure Persönlichkeiten, eure Träume und eure Vorstellungen vom Leben besser kennenzulernen – und um zu erfahren, ob diese in Einklang gebracht werden können.

- Welchen Menschen würdest du gerne zu dir nach Hause einladen?
- Welche drei Dinge habt ihr gemeinsam?
- Wofür bist du heute dankbar?
- Welche Fähigkeit, die du nicht hast, würdest du dir aussuchen?
- Woran erinnerst du dich gerne? Und woran nicht?
- Welche Rolle haben Familienmitglieder, Freundschaften und Bekanntschaften in deinem Leben?

Erzählt euch gegenseitig, was ihr an euch mögt.

IN DER BEZIEHUNG

In einer Beziehung ist es für mich sehr wichtig, dass ich mir immer wieder meinen eigenen Freiraum suche, in dem es nur um mich geht – dann kümmere ich mich um Gracia, aber nicht nur, denn gibt es noch so viel mehr, was mich bewegt: mein politisches Engagement, mein Beruf als Lehrer, meine Freund*innen, meine Familie. Wenn ich mit mir selbst im Einklang bin, kann ich in meiner Beziehung richtig aufgehen und das Leben so mit Kilian teilen, dass uns die Beziehung gleichermaßen glücklich macht. Wenn man eine Beziehung eingeht, geht es im Grunde genommen darum, etwas dazuzugewinnen: Intimität, Nähe zu einem anderen Menschen, aber auch Reibungen, Konflikte, Versöhnung, Austausch, emotionale Teilhabe.

Gracias Goldene Regel

Wenn du in der Beziehung mehr aufgibst, als du gewinnst, wirst du in dieser Beziehung nicht glücklich.

Wenn deine Beziehung dich einschränkt, zum Beispiel weil deine Partnerperson es nicht gerne sieht, wenn du dich mit bestimmten Menschen triffst, dann stimmt etwas nicht. Treue bedeutet nicht, dass man sich von etwas abhält, sondern dass man sich geistig und emotional nahe fühlt. Kompromisse gehören zu einer Beziehung dazu; es ist wichtig, dass man lernt, aufeinander einzugehen und darüber zu reden, warum etwas das Gegenüber verletzt. Wenn man im Gespräch miteinander bleibt, kann das die Möglichkeit eröffnen, sich gegenseitig Ängste zu nehmen. Besprecht auf Augenhöhe, warum es den*die andere*n verletzt, wenn du dich mit bestimmten Menschen triffst. Wird deine Partnerperson von Verlustängsten getrieben? Ist sie eifersüchtig? Warum ist sie das? Wenn es euch gelingt, euch auf Augenhöhe darüber zu unterhalten, eine gemeinsame Sprache zu finden und neue Perspektiven zu gewinnen, kann das eine Chance für eure gemeinsame Weiterentwicklung sein.

Gracias Goldene Regel

Größere und kleiner Konflikte, auch Zweifel, gehören zu einer Partnerschaft dazu; sie stärken eure Bindung und sorgen dafür, dass ihr euch weiterhin austauscht, eure Grenzen absteckt, euch als Individuen wahrnehmt und euch gegenseitig respektiert.

Kompromisse einzugehen bedeutet nicht, die eigene Freiheit aufzugeben! Eine Beziehung ist wie das Leben selbst: Sie fließt, lässt sich nicht festnageln und verändert sich. Im besten Fall begleitet man sich im selben Takt. Wenn der Takt einmal aus dem Rhythmus gerät und es euch gelingt, euch gegenseitig wieder in Einklang zu bringen, dann habt ihr eine gute Chance, langfristig glücklich miteinander zu werden. Wenn der Takt über längere Zeit hinweg nicht harmoniert und sich die Beziehung zu einem goldenen Käfig entwickelt, der dir jegliche Weiterentwicklung verweigert – steig aus. Diese Option hast du immer. Bleib aber fair in der Trennung.

»FEHLTRITTE«

Es kann sein, dass du das Bedürfnis hast, deine Sexualität ausschließlich mit deiner Partnerperson zu teilen. In festen Beziehungen, wenn man sich schon früh kennenlernt, kann der Gedanke, nur noch mit diesem Menschen Sex zu haben, auch irritieren, weil man vielleicht Angst bekommt, etwas zu verpassen. Als mir mit Anfang 30 nach acht Jahren Beziehung bewusst wurde, dass ich mit Kilian für den Rest meines Lebens zusammenbleiben möchte, kam mir der Gedanke, dass er damit vermutlich auch der letzte Mann sein würde, mit dem ich ins Bett gehe, spooky vor. In unserer Beziehung fehlt es mir an nichts, aber es kam mir doch seltsam vor. Wir sprachen offen darüber und vereinbarten, wieder darüber zu sprechen, sollte der Gedanke erneut aufploppen – und zwar bevor etwas passieren würde, nicht erst im Nachhinein.

Wenn das bei dir der Fall sein sollte, redet darüber. Es kann sich ein bestimmter Druck aufbauen, über den zu sprechen wichtig ist. Schafft euch in der Beziehung eine Ebene, wo ihr euch über solche Ängste und Gedanken austauschen könnt, ohne dass gleich neue Ängste geschürt werden, zum Beispiel Verlustangst. Ihr müsst das auch nicht gleich am Anfang abklären, das kann für die Partnerperson befremdlich sein. Vertrau darauf, dass sich die Beziehung so entwickelt, dass du es ansprechen kannst, wenn ihr beide so weit seid. Klärt ab, wo eure Grenzen liegen und ab wann du befürchtest, dein Vertrauen zu verlieren. Ab wann wird in eurer Beziehung »fremdgegangen« oder was ist für euch ein »Fehltritt«? Diese Kategorien sollten in einer Beziehung definiert werden. In offenen Beziehungen gibt es kein »fremdgehen«, keine »Fehltritte«, vielleicht aber andere Regeln und Abmachungen, die getroffen werden.

Wenn dir etwas fehlt oder du dir Abwechslung wünschst, sprich es an und wägt gemeinsam ab, wie ihr dieses Bedürfnis einander erfüllen könnt. Es kann der Schritt in eine offene Beziehung sein oder eine neue Ebene der Intimität eröffnen, die wiederum dafür sorgt, sich auf eine neue, andere Weise seiner Partnerperson zu öffnen, um gemeinsam neue Dinge zu erkunden.

Falls eure Regeln gebrochen werden, lohnt es sich, alle Ängste zu überwinden und genau hinzuschauen: Welchen Status hat eure Beziehung? Gibt es etwas, das unausgesprochen geblieben ist? Bedürfnisse, die nicht gesehen wurden?

Gracias Goldene Regel

Eine Beziehung ist keine Einbahnstraße, und ein »Fehltritt« muss nicht gleich das Aus bedeuten.

Wenn du aber feststellst, dass du dein Vertrauen verloren hast, weil vielleicht auch andere Dinge geschehen sind, dann kannst du dir Schritt für Schritt überlegen, ob du in dieser Beziehung bleiben möchtest und ob sie dich langfristig wieder glücklich machen kann.

Denk dran: Die monogame Beziehung gehört zur heteronormativen Welt und wurde der Gesellschaft übergestülpt. Nur weil du in einer monogamen Beziehung lebst, ist nicht alles heiter, wunderbar und ein lebendiges Happy End. Sprich mit deiner Partnerperson, sei offen und fair, wenn du es mit der Beziehung ernst meinst. Das ist auch ein Zeichen von Respekt dem Menschen gegenüber, der dir vertraut und seine Zeit mit dir verbringen möchte. Ist das Vertrauen erst einmal verspielt, ist es sehr schwer – nicht unmöglich –, es wieder herzustellen. Es braucht Zeit, viele Gespräche und echte gegenseitige Bekenntnisse.

Gracias Goldene Regel

Offenheit und Ehrlichkeit sind für mich wichtiger als körperliche Treue.

Ich persönlich würde meine Beziehung nicht alleine von körperlicher Treue abhängig machen. Sollte mein Mann »fremdgehen«, wäre das kein Grund für mich, meine Beziehung nach 20 Jahren zu beenden. Wenn dem so wäre, lägen noch andere Dinge im Argen. Es kann aber sein, dass für dich sexuelle Treue Priorität hat. Dann mach sie auch in deiner Beziehung zur Priorität – das ist in Ordnung und sollte dann von der Partnerperson auch akzeptiert und gelebt werden.

Du kannst dich aber auch fragen, warum dir sexuelle Treue so wichtig ist. Vielleicht liegt es daran, dass es dir in deinem sozialen Umfeld so vorgelebt wurde? Oder eben nicht, und es dich verunsichert hat? Hat es etwas mit deinem aktuellen Leben zu tun, oder handelt es sich um alte Ängste, denen du dich vielleicht stellen könntest, um ein freies Leben ohne Ängste und Sorgen zu führen? Ist es für dich wirklich, wirklich das Wichtigste? Oder vielleicht ist doch eher die Offenheit und Ehrlichkeit deiner Partnerperson ein bisschen wichtiger? Sei ehrlich zu dir selbst, erkunde deine Gefühle, sprich mit deiner Partnerperson und mit deinen Freund*innen – wie sehen sie die Sache? Vielleicht haben sie andere Perspektiven und geben dir Denkanstöße. Alleine darüber zu sprechen kann schon dazu führen, dass du dich freier fühlst und besser verstehst, warum du wie denkst.

ICH WEISS JA, WAS ICH WILL

Ich kenne Menschen in meinem Umfeld, die in ihren Zwanzigern noch Jungfrau waren oder in ihren Dreißigern noch keine Partnerschaft hatten. Man sollte nicht zu viel hineininterpretieren und die Grenzen anderer Menschen respektieren. Wenn du in dieser Situation bist und dir eine Partnerschaft wünschst, dann bist du der*die Einzige, der diesen Schritt tun kann. Druck von außen ist schlimm, grenzüberschreitend und du hast jedes Recht, das abzublocken. Egal, woher dieser Druck kommt – von deiner Familie, Freund*innen, Arbeitskolleg*innen – und ganz egal, wie nahe sie dir stehen: Sie haben kein Recht dazu.

Es kann sein, dass du dir eine Beziehung wünschst, es aber nicht so recht klappen will. Vielleicht lernst du nur »die Falschen« kennen oder bist für ein paar Monate in Beziehungen und auf unerklärliche Weise verlaufen sie im Sande oder enden abrupt. Es gibt Möglichkeiten, sich damit auseinanderzusetzen, wenn du das möchtest. Für den Moment brauchst du nicht viel zu tun – es sei denn, der Leidensdruck ist hoch! –, aber du kannst Folgendes im Kopf behalten: Auch wenn es banal klingt, meistens liegt es an unbewussten Mustern aus der Kindheit, dass die Liebesbeziehungen nicht so laufen, wie man sie sich wünscht.

Die Beziehung zu unseren Eltern ist die erste Beziehung, die wir in unserem Leben führen – und wie wir von ihnen behandelt wurden, brennt sich in unser kindliches Gehirn ein, ob wir wollen oder nicht.

Du musst dich dem jetzt nicht stellen, es kann aber sein, dass es irgendwann mal in deinem Leben relevant wird und du deine Muster genauer

Aromantik

Aromantische Menschen empfinden keine romantische Anziehung zu anderen Menschen und/oder sie haben kein Verlangen nach romantischen Beziehungen. Das Spektrum der Aromantik umfasst auch Menschen, die kaum oder nur unter bestimmten Umständen romantische Anziehung empfinden.

Manche aromantischen Menschen haben Interesse an sexuellen Begegnungen oder Beziehungen, andere nicht. Manche haben – aus verschiedenen Gründen – Interesse an romantischen Beziehungen mit anderen Menschen, andere nicht.

Aromantik ist von der **sexuellen Orientierung** unabhängig, und es gibt aromantische Menschen aller **Geschlechter**.[23]

betrachten möchtest, zum Beispiel in therapeutischer Begleitung. Es kann befreiend wirken, wenn man weiß, warum man wie handelt, und es kann dazu führen, sich nicht mehr in die eigenen Gefühle zu verstricken oder in die der Partnerperson. So oder so gilt: Wenn du einen Zugang zu deinen Gefühlen aufbauen und sie zum Ausdruck zu bringen kannst, wirst du dich selbst besser kennenlernen. Deine Partner*innen können dich so besser verstehen. Ihr könnt euch gegenseitige Bedürfnisse erfüllen, ohne Angst zu haben, selber zu kurz zu kommen.

LIEBE, WIE DU WILLST

Obwohl ich nun schon so lange mit Kilian zusammen bin, stelle ich mir nach wie vor folgende Frage: Darf ich meine Liebe in der Öffentlichkeit zeigen? Und wie darf ich meine Liebe zeigen?

Als ich vor meinem Coming-out mit Helena zusammen war, war Händchenhalten kein Thema für mich. Es gehörte dazu, und ich fühlte mich an der Hand meiner Freundin sicher und wohl. Es war auch mit einem gewissen Gefühl von Stolz verbunden: Seht her, ich habe eine Freundin, ich gehöre zu jemandem. Das änderte sich, als ich mich geoutet hatte und erste Gehversuche Richtung homosexueller Beziehung machte. Als ich mich zum ersten Mal verliebte, hatte ich das starke Bedürfnis, dieses großartige Gefühl mit meinen engsten Freund*innen und meiner Familie zu teilen, denn sie sollten wissen, wie glücklich ich gerade war. Darüber hinaus hatte ich aber aus Angst vor Diskriminierung und kein Bedürfnis, meine Liebe zu zeigen, indem ich in der Öffentlichkeit Händchen hielt oder knutschte. Mit Kilian hat sich das etwas geändert und mein Bedürfnis, meine Zugehörigkeit zu ihm zu zeigen, ist langsam und zart gewachsen. Trotzdem mache ich es nicht, ohne mir davor Gedanken zu machen und die Umstände vor Ort genau zu analysieren: Ist es gerade angemessen? Stehen Risikofaktoren im Raum? Könnte ich angefeindet oder blöd angesehen werden? Ich möchte meine Zuneigung immer und überall zeigen können – auch wenn ich eine Weile dafür gebraucht habe, dieses Bedürfnis zu entwickeln. Für uns queere Menschen sollte es genauso selbstverständlich werden, wie es für Heterosexuelle ist. Doch leider sind wir noch nicht an dem Punkt, dass wir uns völlig frei in der Gesellschaft bewegen können. Blicke, Hass, Diskriminierungen existieren, und wir können sie nicht wegdiskutieren oder ausblenden.

Gracias Goldene Regel

Wir haben die gleichen Rechte wie Heterosexuelle, auch wir dürfen uns in der Öffentlichkeit so zeigen, wie wir sind und wie wir lieben.

Die Gefahr besteht dennoch, dass du anecken wirst. Deshalb rate ich dir, dich nicht zu offensiv, zu progressiv oder zu provozierend zu verhalten – und zwar zu deinem eigenen Schutz. Zeige Zuneigung besser in alltäglichen Gesten, so wie es die Heterosexuellen in der Regel auch machen. Und ich finde, dann kannst du da auch relativ locker damit umgehen.

Dein Bewusstsein

In welchem Maß du deine Liebe zeigen kannst, kommt immer drauf an, wie selbstbewusst du bist und in welchem Maße du das möchte. Sei dir bewusst, es wird registriert – negativ, aber auch positiv.

- **Wenn du das Bedürfnis hast,** Händchen zu halten, dann mache es. Ich möchte dir nur ans Herz legen, alle Faktoren abzuwägen.
- **Tu es,** weil du damit zu einem Vorbild für andere wirst, aber fühl dich nicht unter Druck gesetzt. Du musst nicht 24/7 als Vorbild für andere Menschen fungieren, in erster Linie bist du ein Mensch, der sich selbst gehört.
- **Hör auf dein Bauchgefühl.** Es macht einen Unterschied, ob du in einer Gruppe unterwegs bist oder abends oder nachts alleine. Du darfst dich jederzeit fragen: Fühle ich mich wohl? Habe ich Angst? Gehe ich gerade ein Risiko ein?
- **Viele Gedanken laufen vermutlich unbewusst ab,** und das ist völlig in Ordnung, wir alle sind auf eine gewisse Weise geprägt. Deshalb möchte ich dich dazu animieren, immer wieder einen Weg zu finden und in regelmäßigen Abständen in dich hinein zu spüren: Was will ich eigentlich? Was traue ich mich? Wie ist mein Umfeld? Wo muss ich mit welchen Reaktionen rechnen? Wo könnte es für mich eventuell gefährlich werden?

Wenn ich Bock habe, dann will ich Händchen haltend durch die Stadt gehen oder meinem Mann die Hand geben, wenn wir in einem Restaurant einen romantischen Abend verbringen. Und es löst bei mir definitiv etwas aus, wenn ich ein lesbisches oder ein schwules Pärchen Händchen haltend durch die Stadt gehen sehe. Das ist das für mich etwas Besonderes, worüber ich mich sehr freuen kann.

Liebe in der Öffentlichkeit

Viele queere Menschen wägen ab und wissen, welche Risiken sie eingehen, wenn sie in der Öffentlichkeit Liebesbekundungen zeigen. Es ist für sie natürlich, sich bewusst Gedanken zu machen und zu entscheiden, wie weit sie gehen möchten. Du kannst noch so sehr auf deine queeren Freund*innen einreden, sie positiv supporten und es gut damit meinen – du wirst dieses Gefühl der Unsicherheit trotzdem nicht kennen. Du weißt nicht, welche Risikofaktoren eine Rolle spielen und welche Erfahrungen bereits gemacht wurden.

LET'S TALK ABOUT SEX

Über Sex an sich könnte man ganze Bücher schreiben, und es ist ja auch nicht so, als würde das nicht getan. Du kannst zu jeder Zeit deinen Körper für dich alleine erkunden und masturbieren, um ein Gefühl dafür zu bekommen, was dir gefällt und Spaß bereitet. Selbst in Beziehungen ist es gut, Sex auch mit sich alleine haben zu können – das gibt dir Selbstbewusstsein und ein Gefühl der Selbstermächtigung.

Deine Präferenz

Du kannst dir immer wieder folgende Fragen stellen:

- **Was sind meine Bedürfnisse?**
- **In welcher Konstellation fühle ich mich wohl?**
- **Welche Neigungen habe ich?**
- **Welche Wünsche?**
- **Welche Fantasien?**

Hier spreche ich über die **sexuelle Präferenz**, die so vielfältig sein kann wie alles andere auch, was uns Menschen betrifft. Die Präferenz hat nichts mit unserer sexuellen Orientierung zu tun, wo es um Partner*innen geht. Hier geht es um den Akt selber und wie er gestaltet wird, so das er deine Lust befriedigt und du dich wohlfühlst.

Wichtige Begriffe

- **Demisexuell:** Ein Mensch, der Lust verspürt, nachdem eine vertrauensvolle Bindung aufgebaut werden konnte.
- **Sapiosexuell:** Ein Mensch, der Lust bei intelligenten Menschen verspürt und die Art zu denken lustvoller findet als Aussehen.
- **Asexuell:** Ein Mensch, der keinen Sexualtrieb hat (nicht gleichbedeutend mit **sexueller Abstinenz**, unter bestimmten Umständen findet einvernehmlicher Sex statt).
- **Grausexuell:** Ein Mensch, der in einem geringeren Maße Lust verspürt und eine bestimmte Konstellation benötigt.
- **Fluid:** Eine Person, die keine feststehende Sexualität hat oder deren Sexualität sich ändern kann.

Gracias Goldene Regel

Jetzt mal Real Talk, Leute:

- Um dazuzugehören, musst du nichts machen, worauf du keine Lust hast – gar nichts, nada, niente, rien.
- Nur weil deine beste Freundin mit 15 zum ersten Mal Sex hat, muss das nicht heißen, dass du schon mit 14 dein erstes Mal gehabt haben musst.
- Du kannst tun, was du möchtest, und lassen, worauf du keine Lust hast.
- Nur weil dein bester Freund oder deine beste Freundin jedes Wochenende jemanden klar macht, um ihn oder sie in die Kiste zu kriegen, heißt das nicht, dass du gleichziehen oder sie*ihn übertrumpfen musst.
- Deine Sexualität hängt nicht davon ab, wie viele Sexualpartner*innen du gehabt hast, wie oft du Sex hast oder wie dein Bedürfnis nach unterschiedlichen Sexualpartner*innen ist.
- Deine Sexualität gehört nur dir.
- Sex ist nicht gleich Sexualität – Sexualität bedeutet Intimität, Körperlichkeit, Freundschaft, Ehrlichkeit, Innigkeit. Sex bedeutet Lust, Geschlechtsverkehr, rummachen, gemeinsam oder alleine.
- Du bist nicht mehr wert, wenn du viel Sex hast oder weniger, wenn du wenig/kaum/nie Sex hast.
- Wenig Sex zu haben, bedeutet nicht – frigide zu sein, eine Spaßbremse, ein Mauerblümchen. Es bedeutet nur, dass man sich genau überlegt, mit wem man diesen intimen Moment erleben möchte.
- Du kannst jederzeit abbrechen. Nur weil es zur Sache geht, heißt das nicht, dass du es »durchziehen« musst.
- Du musst niemandem etwas beweisen, auch dir selber nicht.
- Wenn du erst währenddessen oder danach merkst, dass es dir keinen Spaß bereitet und du es nicht willst: Schäm dich nicht, be-

reue es nicht. Es ist eine Erfahrung, die dich für die Zukunft lehrt, genau zu bedenken, ob du es willst, wann du es willst, mit wem du es willst.

- Es ist wunderbar und toll, viel Spaß beim Sex zu haben und sich nach dem Orgasmus gleich den nächsten zu wünschen!
- Du darfst dich frei fühlen, deine Bedürfnisse äußern und sagen, wenn dir etwas gefällt – und auch wenn nicht.

Konsens

Sex ist neben dem körperlichen, lustvollen Akt auch ein Spiel mit dem Gegenüber. Auch wenn es sich um eine einmalige Begegnung handelt, geht man eine Bindung ein und kommuniziert miteinander. Deshalb kann es schön sein, immer wieder zu fragen, ob das, was du gerade tust, deinem Gegenüber gefällt. Du kannst ebenso aktiv sagen oder zeigen, was dir gefällt.

REGENBOGENFAMILIE

Als ich 21 Jahre alt war, kam die eingetragene Lebenspartnerschaft. Das war genau jene Zeit, als ich anfing, meine schwule Identität richtig auszuleben. Ich hätte nie gedacht, dass ich in Mainz der erste schwule Mann sein würde, der die Ehe für alle eingeht – und richtig klassisch heiratet!

Kilian hätte gerne schon früher in unserer Beziehung die eingetragene Lebenspartnerschaft geschlossen, als Scheidungskind war ich aber noch nicht so weit. Wir hatten zu der Zeit noch unsere Fernbeziehung, und ich wollte zumindest ein Jahr mit ihm zusammenwohnen, bevor ich diesen Schritt gehen konnte. Als Kilian einen Job in Mainz fand und wir nach zwölf Jahren endlich zusammenzogen und einen gemeinsamen Alltag hatten, sprach ich ihn am 15. Oktober 2014 darauf an, dass wir nun ein Jahr zusammenlebten. Damit signalisierte ich ihm: Ich bin bereit!

»Ich wollte schon mal heiraten, jetzt bist du mit einem Antrag dran«, meinte Kilian.

Wie konnte er! Ich war doch die Prinzessin in unserer Beziehung!

Ein Jahr verging, nichts passierte. Er meinte es ernst mit seiner Ansage, und ich musste den Antrag machen. Also besorgte ich uns Verlobungsringe aus Edelstahl, bloß nichts Teures, falls er den Ring am Ende nicht tragen wollte, und plante, ihn zum Jahreswechsel in der Bretagne zu fragen, wo wir mit seiner Familie die Feiertage verbrachten.

An dem Tag, an dem ich ihn fragte, lebten wir genau zwei Jahre, zwei Monate, zwei Wochen und zwei Tage zusammen – wenn das kein Zeichen war!

Wir verbrachten einen gemütlichen Tag im Ferienhaus und rafften uns dann doch auf, um am Strand spazieren zu gehen. Während Kilian die Felsen inspizierte, suchte ich einen Stock und schrieb auf französisch in den Sand »Willst du mich heiraten?«. Klingt romantisch? Es war eher eklig, es regnete an dem Tag …

»Kilian, ich will dir etwas zeigen«, rief ich ihm zu. »Ja, ich auch!« Okay. Minutenlang sah ich mir langweilige Gesteinsschichten an, bis es aus mir herausplatzte: »Ich muss dir etwas zeigen!« »Heiraten?«, fragte mich Kilian grinsend, als er meine Frage im Sand sah. »Ja natürlich!«

Am 25. August 2017, unserem Jahrestag, gingen wir in Landau die eingetragene Lebenspartnerschaft ein, gerade mal 200 Meter von der

Von der eingetragenen Lebenspartnerschaft zur Ehe für alle

2001 wurde die eingetragene Lebenspartnerschaft zur rechtsgültigen Lebensform für lesbische und schwule Paare, die bis 2017 nicht zur Ehe zugelassen waren. Aufgrund dieser Ungleichbehandlung war die eingetragene Lebenspartnerschaft ein diskriminierendes Element unserer Gesellschaft, denn sie umfasste alle Pflichten einer klassischen Ehe, zum Beispiel Unterhaltspflichten nach einer Scheidung, und trotzdem durfte man seine Partnerperson nicht als Ehemann oder Ehefrau betiteln oder gemeinsam Kinder adoptieren.

2017 wurde die Ehe in Deutschland geöffnet, in Österreich 2019 und in der Schweiz 2022. Durch diese Öffnung wurde eine rechtliche Ungleichbehandlung aufgehoben, und heute besteht kein Unterschied mehr in einer Ehe zwischen heterosexuellen oder homosexuellen Menschen.

Fensterbank entfernt, wo wir uns zum ersten Mal begegnet sind. Wir feierten mit unseren Familien im Hambacher Schloss, der Wiege der deutschen Demokratie – dem Symbol für Freiheit und Brüderlichkeit. Besser hätten wir es nicht treffen können.

Am 30. Juni, also anderthalb Monate vor unserem Termin, hatte die Mehrheit im Bundeshaus die »Ehe für alle« angenommen, und wir hatten uns den allerersten Termin im Mainzer Stadthaus gesichert. Am 5. Oktober 2017 haben wir unsere eingetragene Lebenspartnerschaft in die Ehe umgewandelt und in kleiner Gesellschaft und in Anwesenheit von Lokalpolitiker*innen geheiratet. Wir haben sogar noch ein drittes Mal geheiratet und unsere Ehe von drei Mönchen segnen lassen, weil Kilian gläubiger Buddhist ist. Inzwischen haben wir Eheringe aus Roségold, die wir uns gemeinsam ausgesucht haben. Es stellte sich heraus, dass Kilian den Ring sehr gerne trägt und zeigt.

Wir queere Menschen können heiraten und Kinder adoptieren. Die **Regenbogenfamilie** ist inzwischen äquivalent zum »klassischen« Familienmodell – diese Entwicklung erfüllt mich mit Stolz.

Allein in den 30 Jahren, in denen ich mich mit meiner Sexualität auseinandersetze, hat sich vieles ins Positive gewandelt. Das ist aber kein Selbstläufer, und es ist unsere Aufgabe als Gesellschaft, dass es sich in diese Richtung weiterentwickelt. Man darf nie vergessen, dass sich politische Strömungen schnell ins Gegenteil verkehren und Rechte, für die wir lange und hart gekämpft haben, wieder aufgehoben werden können. Aktuell erleben wir das in den USA: Von einem Tag auf den anderen wurde ein wichtiges Gesetz für legale Schwangerschaftsabbrüchen gekippt, was reale und sehr drastische Folgen für die amerikanische Bevölkerung hat. Wer keine Schwangerschaft geplant hat

Jede*r darf so sein, wie er*sie ist

Es kann sein, dass in ferner Zukunft unsere Kinder, Enkel*innen und Urenkel*innen von Konsequenzen betroffen sein werden, die wir heute noch nicht absehen können. Ich glaube nicht, dass wir uns für unsere eigene Familie wünschen, Angst um das eigenes Leben haben zu müssen. Aus diesem Grund ist mir auch dieses Buch so wichtig: Ich möchte als Till und als Gracia Gracioso dazu beitragen, dass wir eine Gesellschaft entwickeln, in der sich jeder Mensch frei entfalten darf. Alles, was niemandem schadet und Menschen guttut, darf gelebt werden – und das betrifft nicht nur die sexuelle Identität, die Geschlechtsidentität, die romantische und sexuelle Orientierung. Das betrifft auch Religionszugehörigkeiten und generell Lebenseinstellungen und Lebensgestaltungen.

oder aufgrund eines sexuellen Missbrauchs schwanger wird, hat somit keine Handhabe mehr, diese abzubrechen. Diesen Menschen wird auf ganz individueller Ebene eine Ideologie auferlegt. Ich hätte nie gedacht, dass das im Jahr 2022 wieder möglich ist.

IT'S JOURNALING-TIME!

Du kennst es inzwischen, jetzt kommen Fragen, die dir dabei helfen können, für dich herauszufinden, welche Formen von Beziehung(en) du dir wünschst, welche Bedürfnisse derzeit gestillt sind, welche nicht und welche sexuellen Aktivitäten du dir wünschst.

Wie immer kannst du deine Antworten in deinem Journal festhalten, du kannst die Fragen aber auch mit einer Vertrauensperson besprechen. Vielleicht hast du eine gute Freundin oder einen guten Freund, vielleicht kannst du es mit deinen Eltern besprechen, wenn sie dir nahestehen. Doch fühl dich nicht dazu verpflichtet! Es ist wichtig, dass du lernst, deine eigenen Wege zu gehen, und ein gewisser Ablöseprozess von deinen Eltern ist für dich ein gesunder Schritt und für deine Eltern ein unvermeidlicher Prozess.

BEZIEHUNGEN

- Was fällt mir als Erstes auf, wenn ich einem Menschen begegne, der mir gefällt?
- Was mag ich an meiner Partnerperson?
- Was wünsche ich mir in einer Partnerschaft?
- Worauf lege ich Wert?
- Was ist mir weniger wichtig?
- Was möchte ich mit einem anderen Menschen teilen?
- Wie möchte ich zurzeit meine Sexualität ausleben? Lieber innerhalb einer Beziehung und exklusiv **oder** in einer Beziehung und frei **oder** ganz frei?

SEXUELLE PRÄFERENZEN

- Erinnerst du dich daran, wann du zum ersten Mal sexuell erregt warst? War es in Verbindung mit einer Person? Oder mit einem Bild?
- Welche erotischen Träume hast du?
- Wer kommt in diesen Träumen vor?
- Wenn du die Augen schließt, tief ein- und ausatmest, dich fallen lassen kannst – wer sollte neben dir liegen? An welche Person(en) denkst du?

5. KAPITEL

ZEIGEN WIR UNS!

MEINE INNERE PRINZESSIN

Ich erinnere mich gut daran, wie ich mit ungefähr acht Jahren mit meiner Familie auf einem Dorffest war und plötzlich ein Lied von Wolfgang Petry lief. Das Stichwort für meine Eltern, sofort auf die Tanzfläche zu hüpfen und ihr Können zu zeigen. Heute weiß ich, dass sie in diesem Moment einen Discofox getanzt hatten.

Ich saß wie gebannt daneben und beobachtete meine Eltern. Das Kleid meiner Mutter flog elegant über die Tanzfläche, und ich war so stolz auf sie, das wollte ich unbedingt auch haben! Wieso hatten meine Schwester und meine Mutter einen so abwechslungsreichen Kleiderschrank, während ich mich mit T-Shirts, Pullis und Hosen zufriedengeben musste? Das fand ich unfair!

Diesen Drang, schöne Kleidung zu zelebrieren, konnte ich zum ersten Mal beim Barbiespielen ausleben. Meine Schwester Inka hatte verschiedene Puppen und ein Arsenal an Accessoires für die Barbies: Barbiehaus, Barbieautomobil, Abendballkleid, hohe Schuhe – und als meine Oma zusammen mit Inka auch noch anfing, für die Barbies Kleidung zu häkeln, war bei mir alles aus, ich war im Barbiehimmel! Bereits Jahre zuvor war ich das: Ich konnte gerade mal laufen, als ich die Stiefel meiner Mutter entdeckte und anzog, an meinem kleinen Körper sahen sie wie Overknee-Stiefel aus.

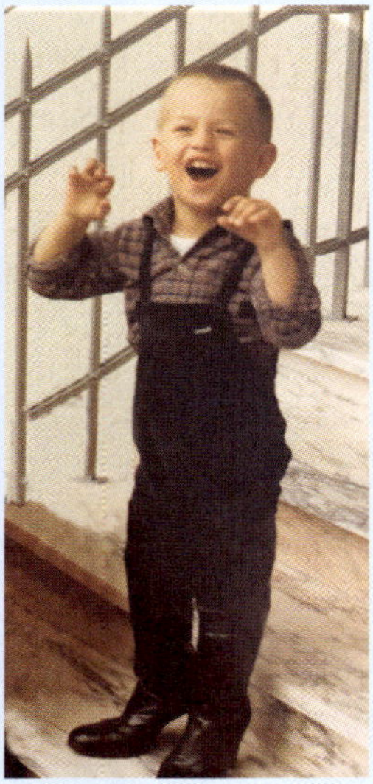

Ich probierte auch gerne die Stöckelschuhe meiner Mutter und Oma an, die immer so schön farbenfroh waren und klackerten, weshalb ich sie Klackerschuhe nannte. Meine Oma trug eine Perücke, von der ich immer genau wusste, wo sie lag: neben der Badewanne. Ich hatte mir diese geholt, aufgezogen, dazu die Krokoschuhe meiner Oma angezogen – klack klack, klack, klack klack – und lief immer extra über die Marmorfliesen, statt über den Teppich – klack klack, klack klack. Mein Großvater leistete sich zu der Zeit auch klackernde Herrenschuhe, da war alles aus: Ich wollte, nein, ich musste unbedingt Lackschuhe für Jungs haben. Meine Mutter klapperte mit mir alle umliegenden Schuhgeschäfte ab – damals kannten wir ja noch keine Online-Shopping-Orgien, wir gingen in Einkaufszentren oder nahmen die Bahn, um »in die Stadt zu fahren«. Nur leider wurden wir nicht fündig, alles, was für mich heraussprang, waren schnöde Turnschuhe – was war ich enttäuscht!

Ich begnügte mich mit dem Klackern meiner Familie: Die Lackschuhe meiner Schwester, die Pumps meiner Oma, die Herrenschuhe meines Opas und die Stöckelschuhe meiner Mutter.

Das Puderdöschen meiner Urgroßmutter übte ebenfalls eine große Faszination auf mich aus: Als ich bei ihr meine Ferien verbracht hatte – mit ungefähr neun, zehn Jahren –, bin ich verhältnismäßig oft auf jene Toilette gegangen, wo das Puderdöschen lag. Also trug ich etwas Puder auf, stolzierte im Bad auf und ab, wusch alles wieder ab und ging zurück zu meiner Uroma.

Nachdem sich meine Eltern 1992 getrennt hatten, wohnten wir noch für eine Weile im gemeinsamen Elternhaus, bevor wir nach Mainz gezogen sind. Mein Vater war bereits ausgezogen und hatte noch die Praxis im Haus, kam aber nicht mehr in unsere Anliegerwohnung, und meine Mutter musste arbeiten. Für mich war die Zeit mit gemischten Gefühlen verbunden: Einerseits bedrückte mich der Konflikt um die Scheidung meiner Eltern, als 12-jähriger Junge war ich kaum in der Lage, die Situation emotional zu verkraften. Andererseits tat sich für mich ungewohnt viel Freiraum auf. Und so entdeckte ich den Kleiderschrank meiner Mutter.

Ich nutzte die Zeit, die ich ungestört daheim allein verbrachte, um heimlich an den Kleiderschrank meiner Mutter zu gehen. Ich stöberte durch ihre Blusen, betrachtete ihr Brautkleid und entdeckte ein weißes Sommerkleid mit Mohnblumen darauf. Es gefiel mir so sehr, dass ich es unbedingt anziehen wollte – aber die Angst, erwischt zu werden, lag mir im Nacken. An einem Nachmittag war es so weit: Während ich mich in meinem Kinderzimmer einschloss, drehte ich das Radio auf, zog das Mohnblumenkleid an und tanzte durch mein Zimmer. Das Kleid flog um meine Beine herum, es schmiegte sich an meinen Körper und es begeisterte mich, wie ich mich darin bewegen konnte – ich fühlte mich wie eine kleine Prinzessin; alles floss.

Heute weiß ich, dass ich mich in einem **Flow-Zustand** befand: Es ist das befriedigende Gefühl, in eine Tätigkeit zu versinken und völlig darin aufzugehen. In der Psychologie wird dieser Zustand auch »Funktionslust« genannt. Die *Funktionslust* bezeichnet die Absicht, etwas zu tun, ohne dabei einem bestimmten Zweck nachzugehen. Die Tätigkeit wird ausgeübt, weil sie Spaß macht. Vielleicht kennst du das Gefühl?

Plötzlich klopfte es an der Zimmertür und meine Mutter stand vor der Tür. »Was machst du da? Wieso hast du dich eingeschlossen?«, schimpfte sie. Ich hatte versucht, schnell das Kleid auszuziehen und in den Bettkasten zu quetschen, nur leider hing noch der weiße Gürtel raus, der zum Kleid gehörte. Ihr Blick schweifte zum Bettkasten, ich zitterte. Sie hatte es entdeckt. Was würde jetzt wohl passieren? »Das ist mein Kleid«, sagte sie etwas verdutzt. »Du hast dich an meinem Kleiderschrank nicht zu bedienen!« Nach dieser Ansage verschwand sie mit dem Kleid. War das alles? Ich machte mich darauf gefasst, dass es ein

Nachspiel haben würde, aber nein, es kam nichts mehr und sie ließ es auf sich beruhen.

Sie hatte recht, ich konnte mich nicht einfach an ihrem Kleiderschrank bedienen. Ich lernte daraus und wurde sorgfältiger: Wenn ich mich an ihren Kleiderschrank oder an ihre Schminksachen wagte, überprüfte ich immer genau, zwischen welchen Kleidern das Kleidungsstück hing oder lag, das ich probieren wollte, und wo genau die Mascara platziert war. Von meiner Mutter hörte ich dazu rein gar nichts mehr. Ich glaube, sie ahnte gar nicht, dass ich mich weiter an ihren Sachen bediente.

Es gab nur eine Situation, in der sie hätte stutzig werden können, und zwar als ich einen blauen Lidschatten aus ihrem Kästchen entnommen hatte. Als ich die Tür knallen hörte, da stand sie schon vor mir. Vor lauter Schreck steckte ich rasch das Döschen in meine Hosentasche, und konnte gerade noch so meine Aktion vertuschen.

»Till, hast du meinen Lidschatten genommen? Was willst du denn damit?«, fragte sie mich streng, als wir abends am Tisch saßen. Mir fiel die Kinnlade runter, wie hatte sie es herausgefunden?

»Ach, stimmt, ich wollte mal gucken, ob man damit malen kann«, stammelte ich. Vor lauter Schreck musste ich den Lidschatten in meiner Hose vergessen und sie so in die Wäsche gegeben haben. Natürlich fand sie das Döschen, als sie in die Hosentaschen griff, um zu überprüfen, ob wir nichts darin vergessen hatten Tja, recht hat sie damit …

Wieder erwartete ich ein Donnerwetter, eine Strafe oder sonst etwas, und wieder kam nichts. Meine Antwort schien sie zu befriedigen. Was ich genommen hatte, war gar nicht das Problem, sondern dass ich es ohne Rücksprache genommen hatte. Ich glaube, wenn ich meine Mutter gefragt hätte, ob ich etwas Schminke von ihr ausleihen durfte, um »auszuprobieren, ob man damit malen konnte«, hätte sie mir wahrscheinlich eine ausrangierte Lidschatten-Palette gegeben.

»Probier es halt aus«, hätte sie vermutlich gesagt. Mein Vater war nicht mehr da, der hätte es vielleicht hinterfragt.

Schon früh habe ich gemerkt, dass es mir nicht darum ging, eine Frau zu sein. Ich wollte nur etwas tragen, das ebenso fliegt und toll aussieht, wie die Kleider meiner Mutter.

Es sah dynamisch aus, da bewegte sich was, und das faszinierte mich unendlich. Mir gefiel aber auch alles drum herum: Die Kleidung auszusuchen, sie anzuziehen und zu betrachten – das gehörte für mich von Anfang an dazu. Ich hatte also einen Drang in mir gespürt, von dem ich gleichzeitig wusste, dass ich ihn als Junge nicht haben darf. »Jungs machen das nicht«, hörte ich eine innere Stimme mit mir schimpfen. Es war ein sehr zwiespältiges Gefühl: Einerseits hatte ich große Lust daran, es machte Spaß und berührte mich in meinem Innersten, andererseits war genau das, was mir so großen Spaß bereitete, so schambehaftet.

Doch es gab eine Ausnahme, in der es mir erlaubt war – und weil es so eindrücklich war, hat sich diese Episode stark in mein Gehirn eingebrannt: Wir waren zu einer Hochzeit eingeladen, und ausgerechnet vor diesem Event bekam ich meinen ersten Pickel, da muss ich etwa neun Jahre alt gewesen sein. Es war so eine schöne Stimmung zu Hause, als wir uns alle fertig machten und in Schale warfen.

»Komm mal mit, ich hab da etwas für dich«, flüsterte mir meine Mutter zu, als sie den Pickel auf meiner Stirn entdeckte. Ich wurde neugierig und folgte ihr ins Schlafzimmer, wo sie ihre Schminkschatulle öffnete – meine Augen wurden ganz groß. Zu der Zeit arbeitete meine Mutter als Kosmetikerin und war gut ausgestattet. Sie suchte einen passenden Abdeckstift heraus, damit konnte sie mir den Pickel professionell abdecken. Ein Schauer durchlief meinen Körper, so sehr freute ich mich darüber. Ich durfte Make-up tragen, hatte die Erlaubnis von meiner Mutter herself und keine*r kommentierte es. Ich fragte meine Mutter nun häufiger, ob sie mir die eine oder andere Hautrötung mit ihrem Abdeckstift überdecken könne. Sie kaufte mir schließlich meinen ersten Abdeckstift, als ich etwa zehn Jahre alt war. Ich fand das gut, weil ich machen durfte, worauf ich Lust hatte, und mir eine Selbstverständlichkeit vermittelt wurde, die mir innere Freiheit gab. Quasi nach dem Motto: Nimm nicht meine Sachen, du kriegst deinen eigenen Stift. »Jungs machen das nicht« – das haben meine Mitschüler gesagt, sie fragten mich jedes Mal, warum ich mich schminke.

Das zeigt, wie krass der Einfluss des Umfelds ist, wie sehr sie sich diese Menschen, die dir im Grunde nicht einmal nahe stehen, in deinem Unbewusstes verhaken und dafür sorgen, dass das, was dir größte Lust bereitet, nicht sein darf.

In meiner Pubertät war ich dann vor allem mit meiner Sexualität beschäftigt, deshalb rückte das kindliche Verkleiden erst einmal in den Hintergrund. Ich sah mir die Schuhe meiner Oma immer noch genau an, aber das Bedürfnis, sie selbst zu tragen, hatte ich nicht mehr. Sie hätten mir nun auch nicht mehr gepasst. Als ich mich mit 26 an Fastnacht zum Prinzenball als Frau verkleidete, war mir nicht bewusst, dass es dafür eine Bezeichnung gibt.

AUSDRUCK

Womit ich zu kämpfen hatte, war mal wieder unsere heteronormative Gesellschaft: Ein Junge hat bestimmte stereotype Ausdrucksweisen zu befolgen, wenn er das nicht tut, stimmt etwas nicht mit ihm. In der Menschheitsgeschichte war es aber nicht immer so, dass das Tragen von Schminke oder bunter Kleidung nur Frauen vorbehalten war. Mode war schon immer ein Ausdruck von eigener Identität und ein Spiel mit ihr, um die Grenzen der eigenen Rolle zu verschieben und sich selbst auszuprobieren.

Was als weiblich und was als männlich gilt, ist abhängig von der Zeit, in der wir leben. Wir gehen automatisch davon aus, dass ein Kind ein Mädchen ist, wenn es lange Haare trägt, oder ein Junge, wenn es etwas rabaukenhaft unterwegs ist. Es ist gut, wenn wir uns von die-

Ausdruck in der Vergangenheit

- Vor 5000 Jahren färbten sich die Chinesen ihre Nägel mit Bienenwachs, Eiweiß und Pflanzenfarben – auch die Männer. Davor, das ist ebenfalls belegt, färbten sich die Krieger des alten Babylons die Fingernägel, um ihre Feinde einzuschüchtern.[24]
- Kennst du den französischen **Sonnenkönig**? König Ludwig XIV. hätte niemals sein Schlafgemach ohne Perücke, gepudertem Gesicht und protziger Kleidung verlassen.
- Die Farbe rosa gilt heute ausschließlich als Farbe für Mädchen und blau als Farbe für Jungs. Allerdings war es vor gerade mal hundert Jahren **umgekehrt**: Rosa erinnerte als »kleines rot« an Blut und Kampf, Hellblau hingegen an die Jungfrau Maria.[25]

sen Vorstellungen und Erwartungen von »männlich« und »weiblich« lösen, damit wir unsere Haare, Kleidung und Schminke so tragen können, wie es uns gefällt.

Gracias Goldene Regel

- Du möchtest deine Nägel lackieren, wirst aber als männlich gelesen und die Blicke irritieren dich? Lass dich davon nicht einschränken, du wirst dich daran gewöhnen.
- Du liebst als männlich gelesener Mensch deine langen, fließenden Haare? Klingt toll, go for it!
- Du magst als weiblich gelesener Mensch maskuline Schnitte? Hemden, Anzüge, Schuhe? Herrlich, Gracia würde es lieben, wenn sie dich auf freier Wildbahn sehen würde!
- Du magst als weiblich gelesener Mensch deine Barthaare? Schieb die Schamgefühle beiseite, überlagere sie mit dem tollen Gefühl, du selbst sein zu dürfen.
- Du magst das Gefühl, wenn der Rock sich um deine Beine schmiegt? Gracia liebt das auch sehr.
- Du möchtest dich beim Schminken so richtig ausprobieren und austoben? Gracia gibt dir das Go dafür! Ein Lidstrich mit getuschten Wimpern lässt deine Augen größer und strahlender wirken, Make-up deine Haut schimmern, und Nagellack ist das dekorative i-Tüpfelchen.

Es ist sehr schwierig, sich von den Erwartungen und Blicken von außen zu lösen. Es ist okay, wenn dich das verunsichert, aber versuche, dich dadurch nicht aus der Bahn werfen zu lassen.

GRACIA ERBLICKT DAS LICHT DER WELT

Nachdem ich auf dem Prinzenball meinen ersten Auftritt als Frau über die Bühne gebracht hatte, wollte ich auch in Zukunft als Frau verkleidet zur Fastnacht.

Ich hatte mich einige Jahre nicht mehr für die queere Szene interessiert, doch die Ausflüge als Frau hatten mir gezeigt, dass ich wieder bereit für die Community war. Als ich mit einem Freund Marcel in der Vorweihnachtszeit in einer Bar etwas trinken war, entdeckte ich in der aktuellen Ausgabe der *gab* den Hinweis auf eine schwul-lesbische Fastnachtsfeier im Januar: *Der Prinzessinnenball* – eine royale Party, Prinzessinnenwahl inklusive. Mein Herz schlug höher, ich spürte es bis zum Hals. Mir war sofort klar, dass ich daran teilnehmen musste, es gab gar keine andere Option.

Während ich mich für die Anmeldung vorbereitete, dachte ich lange über einen Namen für meine weibliche Figur nach. Den musste ich bei der Anmeldung angeben. Ich wusste, dass Travestiekünstler*innen oft englische Namen tragen, aber mit Englisch kann man mich jagen! Ja, ich weiß, sehr altbacken … Deshalb brauchte ich eine andere Stoßrichtung. Also überlegte ich weiter, bis mir einfiel, dass ein Teil meiner Familie aus Italien stammt – natürlich, es musste ein italienischer Name sein! Und ab da fiel mir alles sehr leicht. Zuallererst fiel mir »Gracia« ein. Damals, mit knapp 27, war ich noch super trainiert von meinem Amateursportlerdasein, und ich fühlte mich tatsächlich grazil. Und da ich nicht nur Deutschlehrer bin, sondern es auch lebe, hatte ich mir in den Kopf gesetzt, den Nachnamen mit einer Alliteration auf den Vornamen abzustimmen. Allerdings bin ich in italienischen Wörterbüchern und im Internet nicht fündig geworden: Ich spielte mit Grillo (ein fröhlicher Mensch) und Grimaldi, aber da klang nichts! Das passte nicht zu meiner Gracia. Ich schaute spanische Wörterbücher durch und blieb bei »graciosa« hängen – herrlich, wie schon das Wort klingt! Es bedeutet auf deutsch »witzig«, »lustig«, und das passte wie die Faust aufs Auge. Eigentlich wäre Gracia Graciosa grammatikalisch korrekt gewesen, weil das »a« auf eine weibliche Endung deutet. Das war mir zu platt, deshalb switchte ich in die männliche Form und taufte mich auf »Gracia Gracioso« – es ist ein Spiel der Geschlechter, der Wink mit dem Zaunpfahl.

Der Tag kam, an dem ich mich dem Wettbewerb stellte und zum ersten Mal den Catwalk vor einem Partypublikum betrat. Und es wurde zu einem legendären Abend: Wir mussten damenhaft auf einem Schaukelpferd reiten, eine Banane sexy essen und wie bei einer Miss-Wahl üblich »Weltfrieden« wünschen.

Die Stimmung war heiter und ich in meinem Element! Das Publikum tobte, als ich im »Damensitz« auf dem Schaukelpferd saß und mit meinem Fächer spielte. Als ich die Banane erotisch schälte, dann aber mit voller Wucht in das Phallussymbol biss, schrien die Zuschauer*innen vor Begeisterung.

Als bei der Siegerehrung mein Name genannt wurde – also der von Gracia – war ich megastolz: Ich wurde zur Mainzer Vize-Prinzessin gekürt und während mir die silberne Schärpe überreicht wurde, jubelte mir das Publikum zu. Ich musste mich nur einer anderen Prinzessin geschlagen geben, die ein echtes Prinzessinnenkleid trug, während ich in meinem Minirock doch eher etwas aufreizend aussah. Aber das war der Moment, in dem es Klick machte. Es war einfach nur krass. Und mir war sofort klar, dass es mir noch mehr Spaß macht, mich einem Publikum zu zeigen, als mich bloß für mich als Frau zu verkleiden.

Meine innere Attention Bitch hat sich im Rampenlicht wahnsinnig wohl gefühlt. Im Mittelpunkt zu stehen ist genau ihr Ding.

Nervös war ich überhaupt nicht, da ich durch den Tanzsport ja viel Erfahrung gesammelt hatte. Ich war nicht nur durch die Wettkämpfe die Bühne gewohnt, mit meiner Partnerin hatte ich zeitweise auch die Gelegenheit, beim *ZDF-Fernsehgarten* aufzutreten, in einem eigenen Format, bei dem wir Prominenten Tanzschritte beibrachten. Ich hatte mit Lucy von den No Angels, Andrea Ballschuh, Isabell Varell, Katja Horneffer zusammengearbeitet. Es war eine tolle Zeit gewesen und hatte echt viel Spaß gemacht – und davon konnte ich jetzt auf der Bühne als Gracia Gracioso profitieren.

Auch in den folgenden beiden Jahren nahm ich am Prinzessinnenball teil, erreichte aber nicht mehr die Top 3. Erst im dritten Jahr schaffte ich das, wovon ich die letzten Jahre geträumt hatte. Mit einem rosa Kleid und viel mehr Schmuck von Kopf bis Fuß holte ich mir den Sieg. Danach wurde ich von einer weiteren Teilnehmerin, die mit Strapsen auf der Bühne aufgetreten war, auf die *Diva Deluxe* angesprochen – ob wir uns da sähen? Ich hatte keine Ahnung, wovon sie sprach. Ein Contest, man könne teilnehmen und gewinnen. Ein Contest in Frankfurt mit bekannten Travestiekünstler*innen, die man aus der *gab* kannte? »Nein, das ist eine Nummer zu groß für mich«, hatte ich abgewunken, und vergaß dieses Gespräch anschließend schnell wieder.

Zumindest vordergründig, anscheinend arbeitete es weiter in mir. Der Sieg auf der Bühne hatte eine solche Wirkung auf mich ausgeübt, dass ich mich ein dreiviertel Jahr später dann doch für die *Diva Deluxe 2011* bewarb. Von Dragqueens hatte ich noch immer keinen blassen Schimmer, doch das sollte sich bald ändern …

In dieser Zeit war ich bereits über acht Jahre mit Kilian zusammen. Dass ich einen Mordsspaß an der Gracia-Sache hatte, war für ihn zunächst irritierend. In welche Richtung entwickelte es sich gerade?

Als schwuler Mann wollte er mit einem Mann zusammen sein! Doch sein schwuler Freund zog auf einmal Frauenkleidung an und ging damit in die Öffentlichkeit – das war nicht gerade sexy für ihn und sprach gegen seine Präferenz.

»Meinst du, dass da mehr dahintersteckt?«, fragte er mich eines Abends, einige Wochen vor dem Contest. »Was meinst du damit?«, fragte ich ihn irritiert und dachte eine Weile nach. Eigentlich war es ganz einfach, und so erklärte ich es ihm auch: »Ich verkleide mich gerne, und auf der Bühne zu stehen macht mir Spaß«, sagte ich. »Aber wenn ich nach Hause komme, kann ich es kaum erwarten, unter die Dusche zu springen und in ein schlabberiges T-Shirt und Boxershorts zu schlüpfen. Ganz ohne etwas, das quietscht oder kneift.«

Da fiel es ihm wie Schuppen von den Augen: »Was du machst, ist doch Drag!« Ich sah ihn verwirrt an. »Was ist denn Drag?«, fragte ich. Also zeigte er mir Videos auf YouTube – von Dragqueens und Contests, und er zeigte mir die Auftritte von RuPaul, einer bekannten amerikanischen Dragqueen. Da machte es Klick: Genau, das ist es. Das will ich sein.

Ich bin ein cis Mann, der es liebt, sich zu schminken, tolle Kleider anzuziehen und auf der Bühne aufzugehen. Nicht mehr, aber auch nicht weniger. Ein wohliger Schauer überkam mich. Ich bin ein cis Mann, ein Lehrer, Partner und eine Dragqueen – das fühlt sich für mich stimmig an.

In diesem Moment wurde mir auch bewusst, dass noch mehr bei mir gehen muss: Ich wollte an meinem Make-up arbeiten, an meiner Garderobe, an meiner Show. Zwar hatte ich mich geschminkt und fand mich toll, doch das ist kein Vergleich zu heute, nachdem ich seit über zwölf Jahren als Dragqueen auftrete. Mein damaliges Auftreten erscheint mir heute eher unglamorös und langweilig … Ohne die Hilfe aus meinem Umfeld hätte ich diesen Weg für mich nicht gefunden.

Es fühlte sich zwar gut an, dass ich nun wusste, was ich wollte und es benennen konnte – es nahm mir aber nicht die Nervosität vor einem möglichen Auftritt bei der *Diva Deluxe* in Frankfurt. Es war eine ganz andere Sache, mich außerhalb der Fastnachtsnachzeit zu verkleiden und mich so in der Öffentlichkeit zu zeigen. Der Schutzraum, der mich umgeben hatte, brach hier weg, und Nervosität, Aufregung und Angst gelangten an die Oberfläche. Bevor ich mich also einem Publikum außerhalb der Fastnacht auf der Bühne präsentierte, wollte ich erst einmal die Dragszene in Frankfurt kennenlernen. Wie sind die Menschen hier drauf, was können die Frankfurter Dragqueens, und vor allem, wie sehen sie aus? Emotional hätte ich das alleine gar nicht überstanden. Also ging ich zu meiner Schwester: »Sissy, sag mal, begleitest du mich?« Als ich ihr erklärte, worum es ging, versprach sie, mir beim Schminken zu helfen, doch zur Veranstaltung selber wollte sie nicht mitkommen. Sie half mir beim Make-up, wir suchten ein Outfit aus, und obwohl mir die ganze Zeit flau im Magen war, bereitete ich mich sehr sorgfältig vor, zumindest hatte ich das geglaubt. Nachdem ich mich bereit fühlte, stieg ich ins Auto und fuhr alleine nach Frankfurt zum Club – und fuhr vier-, fünfmal drum herum.

Es war eine Ansammlung von ungünstigen Faktoren. Ich fuhr alleine zur Veranstaltung, weil mich niemand begleiten wollte, fand keinen Parkplatz in unmittelbarer Nähe zum Event, und nun fehlte mir der Mut, aus dem Auto auszusteigen und gefühlt ohne Schutz in diesen Club zu gehen.

Im Nachhinein denke ich, es wäre anders gekommen, wäre ich nicht alleine gewesen. Bei der fünften Runde traf mich allerdings der Schlag: Gerade traten ein paar Dragqueens lachend und jauchzend vor Freude aus dem Club heraus – und sie sahen fantastisch aus! Ich fühlte mich plötzlich wie Fastnachtstrash und der Veranstaltung nicht würdig. Also zog ich den Schwanz ein und fuhr heim. Nein, so hätte ich mich nicht zeigen wollen – das wäre mir peinlich gewesen. Zu Hause ärgerte ich mich über mich selbst. Es war eine verpasste Chance.

Einige Monate und Zusprüche meines Mannes später fühlte ich mich dann doch bereit für die *Diva Deluxe*. Zu der Zeit gab es im Internet noch keine Video-Anleitungen, die ich mir hätte ansehen können. Ich verfasste ein kleines Bewerbungsschreiben – im Nachhinein gesehen war es sicher viel zu steif! – und bekam schließlich zu meiner Überraschung eine Zusage. Allerdings mit der Vorgabe, dass ich im Vorfeld dem Orga-Team mitteilen solle, welche Musik ich spielen wollte und wie meine Bühnenshow aussehen würde. Oha – damit hatte ich gar nicht gerechnet. Also baute ich auf dem auf, was ich bereits konnte: dem Tanzen. Ich studierte eine Choreografie für meine Samba-Show ein, bestellte ein türkisfarbenes Kleid und goldene Tanzschuhe, begann, mich mit Selbstbräuner einzucremen und von oben bis unten zu rasieren. Dann feilte ich an meinen Schminktechniken. Ich lackierte mir die Fingernägel türkis und verzierte sie mit einem goldenen Edding. Ich wollte eine fantastische, phänomenale Bühnenshow auf die Beine stellen – wennschon, dennschon!

Aber ich hatte keinen blassen Schimmer, wie eine Dragshow aussieht. Ich dachte überhaupt nicht daran, mich umzusehen oder umzuhören und wollte mein eigenes Ding machen. Etwas naiv war das schon, so im Nachhinein betrachtet …

Ich habe dann begonnen, die Tanzschritte zu Hause zu üben – mit den Schuhen, im Kostüm und schließlich auch mit meinen Brüsten. Von meiner Schwester hatte ich Silikonkissen geschenkt bekommen, die ich in den Gummizug des Kleides eingefasst hatte. Weil das nicht besonders gut hielt, baute ich in meine Choreografie Bewegungen ein, mit denen ich unbemerkt daran rumzupfen konnte. Einen Vorteil hatte ich: Nach 16 Jahren Turniertanz musste ich nicht mehr lernen, auf Absätzen zu gehen oder zu tanzen. Das konnte ich schon.

Einer meiner Standardsprüche: Ich habe glücklicherweise ein Pendel zwischen den Beinen, das mitschwingt und mir hilft, das Gleichgewicht zu halten.

Und dann kam der große Tag. Ich war superaufgeregt, meganervös und viel zu früh im Club. Das Lehrer-Gen in mir kann ich nicht ausschalten, es sorgt immer dafür, dass ich nicht nur auf die Minute pünktlich, sondern zu früh auftauche. Als die ersten Dragqueens vor mir erschienen, war ich weggepustet. Wow. Ich fühlte mich wie ein Schulkind an seinem ersten Tag, das vor den Oberstuflern steht!

Als die Show begann, wurde ich immer blasser. Auf dieser Bühne sollte ich auftreten? Die erste Dragqueen hatte wild mit den Stühlen getanzt, Schnitte in ihren Musiktracks eingearbeitet und war einfach umwerfend! Eher verstörend war die nächste Show-Einlage und ich musste mehrmals hinschauen … Tanzte sie wirklich mit einer blutigen Leber? Gut, ich war da, ich war vorbereitet, ich wollte es durchziehen und das Beste daraus machen. Außerdem wollte ich nicht schon wieder einen Rückzieher machen – über den ich mich noch immer ärgerte. Also Augen zu und rauf auf die Bühne!

Ich gab alles. Ich wirbelte über die Bühne, packte Samba Rolls und jeden anderen Tanzschritt aus meinem Repertoire aus. Es war die Hölle! Und während ich sah, dass die Augen meiner Zuschauer*innen immer größer wurden, und ich noch dachte, wie cool, ich komme an, merkte ich viel zu spät, dass sie nicht nur meine Perfomance bejubelten: Eines der Brustexplantate löste sich allmählich aus dem Gummizug – das bemerkte ich erst, als es bereits zu spät war. Das Explantat flog im hohen Bogen aus dem Kleid auf die Bühne. Das Publikum schrie vor Lachen! Aber als Profi, der ich war, tanzte ich einfach weiter. Ich riss auch noch das zweite Explantat heraus und tat einfach so, als gehörte es zur Show. Das gab mir anschließend immerhin ein paar Credits von der Jury …

Ich wurde Vierte, und wäre mir das Malheur nicht passiert, hätte ich sogar Chancen auf einen Platz auf dem Treppchen gehabt. Wow, was für ein Abend! Dafür, dass ich zum ersten Mal bei einem solchen Contest mitgemacht hatte, war das wirklich beachtlich, und ich war super zufrieden mit meinem vierten Platz – von zehn Teilnehmerinnen.

Jahre später geisterte noch immer ein Videoschnipselchen im Netz herum, in dem die Brust herausspickte, und diente als Werbung für die *Diva Deluxe*. Dieser legendäre Auftritt bescherte mir also eine gewisse Berühmtheit in der Szene – nur leider nicht als Gracia Gracioso, den Namen kannte noch immer keine*r, sondern nur unter »Ah, die mit der fliegenden Titte«. Das war mein Einstieg in die Frankfurter Dragszene, der leider nicht lange anhalten sollte …

Ich definierte mich ab diesem Zeitpunkt selbst als Dragqueen und wollte es ausleben. Also ging ich eine Woche später zu einer weiteren Veranstaltung in Frankfurt, wo ich den Teilnehmerinnen vom letzten Contest wieder begegnete. Ich dachte mir nichts dabei und freute mich auf ein Wiedersehen, wurde aber ganz und gar nicht mit offenen Armen empfangen. Sie behandelten mich von oben herab, so als hätten sie mich nie zuvor gesehen. In dem Moment war mir die Lust wieder vergangen. Wieso waren sie bloß so arrogant? Ich wollte es mir aber nicht kaputt machen lassen, weshalb ich dann wieder in Mainz zu Veranstaltungen der queeren Szene ging, auch wenn sie dort viel kleiner war und ist. Aber auch hier: Meine Freund*innen haben dann und wann Kommentare gemacht, wieso ich denn schon wieder als Frau verkleidete mitkommen musste, sodass ich auch da kein gutes Gefühl mehr hatte. Die Kommentare bezog ich dummerweise auf mich, ich dachte: Wenn ich noch nicht wie eine Dragqueen aussehe und als solche angenommen werde, dann bin ich wohl noch keine – eine sehr strenge Denkweise; so sehe ich es heute nicht mehr.

Gracias Goldene Regel

Du hast Bock, eine Dragqueen zu sein? Dann schminke dich, wie du Lust drauf hast. Du **bist** eine Dragqueen, auch wenn dein Make-up noch nicht perfekt ist. Und so ist das mit vielem im Leben: Natürlich ist man am Anfang noch am Anfang und braucht Zeit, zum Beispiel um Schminktechniken oder Tanzmoves zu perfektionieren. Das gelingt nur mit Zeit und viel Erfahrung!

Als ich anfing, mich auf die Mainzer Szene zu konzentrieren, und akzeptierte, die einzige Dragqueen hier zu sein, tat sich plötzlich ein Freiraum auf – ich hatte Luft zum Atmen! Niemand schaut mich blöd an. Im Gegenteil, die ersten Selfies wurden mit den aufkommenden iPhones und Digitalkameras gemacht (wir haben es geschafft, wir sind im digitalen Zeitalter angekommen – herzlichen Glückwunsch, dass du bis hierhin durchgehalten hast!). Und ich bekam mein erstes Booking! Der schwul-lesbische Verein Schwuguntia rief eine neue Partyreihe ins Leben und fragte mich, ob ich als Dragqueen den *Hummelflug*, so hieß die Partyreihe, hosten wolle. Plötzlich musste ich nicht mehr Eintritt für Partys bezahlen, nein, ich wurde eingeladen!

Und so wurde ich so etwas wie die Mutti aller Dragqueens in Mainz – ich war zu diesem Zeitpunkt die Einzige, und alle, die »nachgewachsen« sind, habe ich unter meine Fittiche genommen. Wir haben uns bei mir zu Hause getroffen, uns gemeinsam geschminkt, und ich habe Tipps gegeben, um »die Neuen« zu unterstützen und zu pampern. Das habe ich mit einem ganz bestimmten Hintergedanken gemacht: Ich wollte in Mainz eine Dragszene aufbauen, die zusammenhält und miteinander arbeitet, im Gegensatz zu der in Frankfurt, wo man sich die Butter auf dem Brot nicht gönnte und ich mich als Neuankömmling so beschissen und ausgegrenzt gefühlt hatte.

Und so kam es, dass ich 2015 mit zwei anderen Dragqueens die *Drag Invasion* gegründet habe. Inzwischen sind wir zu sechst!

DRAG THE WORLD

Während meiner Karriere im Turniertanz habe ich wichtige Voraussetzungen für Gracia geschaffen: Körpergefühl und Selbstdarstellung sind mir in Fleisch und Blut übergegangen. Allerdings hätte ich mir nie vorstellen können, auf der Bühne den Mund aufzumachen. Erst als ich es ausprobierte, merkte ich: Natürlich kann ich das. Ich stehe doch jeden Tag vor meiner Klasse, wieso sollte ich da nicht auch Shows moderieren können?

Ich habe nicht Drag gefunden, Drag hat mich gefunden. Du kannst dich immer darauf verlassen, dass du früher oder später genau dein Ding finden wirst.

Auf einmal kamen viele Faktoren zusammen, die alle gebündelt ein riesiges Feuerwerk entzündeten. Ich habe die Möglichkeit, meine Botschaft zu verbreiten, und werde dabei gehört und gesehen! Ich darf mir als Dragqueen so viel mehr rausnehmen und all das sagen, was ich als Kerl vielleicht nicht könnte. Stell dir vor, am CSD würden nur Menschen in Bürokleidung auftreten. Wer würde dann Aufmerksamkeit bekommen? Wem würde man zuhören? Wenn ich als Gracia in die Menge eintauche, falle ich auf, Menschen schauen mich an, und ich erhalte ihre Aufmerksamkeit – dadurch kann ich ein Sprachrohr sein für all die Menschen, die endlich gesehen werden möchten. Ich sehe es ein bisschen so: Wie die Polizei, die mit Blaulicht am Stau vorbeifährt, um eine Durchsage zu tätigen – ungefähr so verhält es sich für mich als Dragqueen. Natürlich mache ich nicht auf Gefahrensituation aufmerksam, aber das Bild gefällt mir einfach so gut. Weil wir Dragqueens den Mund aufmachen, Menschengruppen ein Gesicht geben, sind wir heute da, wo wir sind!

Wichtige Begriffe

Travestie: Das Verkleiden und oft überzogene Darstellen einer Person als ein anderes Geschlecht, während einer Show oder Performance. Oft werden bekannte Künstlerinnen wie zum Beispiel Nana Mouskouri oder Dolly Parton kopiert. Diese Rolle wird ausschließlich auf der Bühne gespielt. Der Ursprung geht auf das Theater der griechischen Antike zurück, in dem alle Rollen von Männern gespielt wurden.

Dragqueens und Dragkings können auch Travestie betreiben. Dies ist nicht zu verwechseln mit trans Personen.[26]

Crossdressing: Crossdressing bedeutet, Kleidung zu tragen, die mit den traditionellen Rollenbildern bricht und nicht zum eigenen Geschlecht passt. Crossdressing ist eine Performance und darf nicht mit trans Identität gleichgesetzt werden.[27]

Eine **Dragqueen** performt übertriebene Weiblichkeit im Kontext einer Show oder einer Performance. Dragqueens sind dabei häufig, aber nicht immer, cis Männer. Sie kreieren im Vergleich zu Travestiedarsteller*innen eigene Persönlichkeiten.

Ein **Dragking** wird meist von einer weiblichen Person performt. Sie schlüpft in die Kleidung von Männern und spielt diese Rolle ebenso überspitzt wie eine Dragqueen.

Eine kleine Geschichte des Drags

Der Begriff »Dragqueen« entstand vermutlich um 1900 in Großbritannien, als homosexuelle Männer begannen, in weiblicher Kleidung in die Öffentlichkeit zu treten. Der Begriff »Dragking« entstand später und bezeichnet homosexuelle Frauen in typisch männlicher

Kleidung. Der Begriff »Drag« stammt wahrscheinlich vom Wort »schleppen« – in Anlehnung an die aufwendige, pompöse Kleidung, die »geschleppt« wird, und das auffällige Make-up. Es gibt aber auch die Theorie, dass Shakespeare am Rand seiner Bühnenanweisung »Drag« notierte und damit »Dressed as a Girl« (als Mädchen gekleidet) meinte, weil zu der Zeit nur Männer auf der Bühne stehen durften und diese auch Frauenrollen verkörperten.[28]

In den 1960er-Jahren wurde Drag zum Protest, Dragqueens performen nicht nur, um aufzufallen, sie wollen auch die festgefahrenen Rollenbilder von Männern und Frauen ad absurdum führen. Innerhalb des heteronormativen binären Geschlechtersystems zeigen sie eine Lücke auf, die verdeutlicht, dass es mehr als zwei Geschlechter gibt. Dragqueens und Dragkings sind Galionsfiguren der Homosexuellen- und Transgenderbewegung.[29] Sie bilden in queeren Communitys Netzwerke, um sich gegenseitig zu unterstützen und sich gegen Diskriminierungen und Queerfeindlichkeit zu wehren. Vor allem damals in den 1950er-, 1960er-Jahren, als viele queere Menschen von ihren Familien verstoßen wurden, war es für das eigene Überleben notwendig, sich gegenseitig Halt zu geben und die Familienbande zu ersetzen. Daraus entstanden wichtige Bewegungen. Nach und nach erreichten sie, dass queere Menschen dieselben Rechte wie heterosexuelle erhielten. Ab den 1960er-Jahren wurden die ersten Contests und Schönheitswettbewerbe veranstaltet, deren Zwecke es waren, sichtbar zu sein, Spaß zu haben, den Zusammenhalt und die Gemeinschaft zu stärken.

Im deutschsprachigen Bereich gehören Olivia Jones, Conchita Wurst oder Lilo Wanders zu den bekanntesten Dragqueens. International sind das zum Beispiel RuPaul, wie bereits erwähnt, Chi Chi LaRue und Flawless Sabrina.

»We're all born naked and the rest is drag.« –
Wir alle kommen nackt auf die Welt. Alles weitere ist Drag.

RuPaul

HIGHHEELS AND LIPSTICK

Wenn man es genau nimmt, musste ich mich wegen meines für viele Menschen ungewöhnlichen Hobbys ein zweites Mal outen. Ich nenne es deshalb mein zweites Coming-out, weil ich auch hier wieder nicht der Heteronormativität entspreche und Menschen mit meinem »Anderssein« verwirre. Dieses zweite Coming-out konnte ich allerdings ganz anders wahrnehmen, weil es sich hier um ein Hobby und nicht um eine Identität handelt.

FAMILIE

»Was meinst du, willst du nächsten Samstag bei meiner Show dabei sein?«, fragte ich meine Oma, die mich mit leuchtenden Augen ansah und begeistert nickte. Mein Opa war zu jenem Zeitpunkt bereits seit einem Jahr verstorben, sodass er mich traurigerweise nicht mehr auf der Bühne erleben konnte. Beide haben zwei Jahre vor seinem Tod erfahren, dass ich als Gracia Gracioso meine weibliche Seite auf der Bühne auslebe – und hatten entgegen meinen Befürchtungen keine großen Schwierigkeiten damit. Ich hatte ein wenig gebraucht, bis ich mich richtig outen konnte. Inka und meine Mutter haben es von Anbeginn miterlebt und mich unterstützt, nicht nur emotional, sondern auch mit Kleidung oder Schminkutensilien. Meine Mutter kam manchmal aufgeregt aus der Stadt nach Hause und erzählte mir von Kleidern, die sie in Schaufenstern entdeckt hatte und von denen sie glaubte, sie würden mir gefallen. Da waren auch wirklich tolle Sachen mit dabei! Mein Bruder Hans begleitete mich mal zu einer Show, doch dabei sollte es bleiben, denn es war nicht so sein Ding, wie er mir danach gestand. Ich schätze es aber, wie unvoreingenommen er an die Sache herangegangen ist und dass er sich die Show zumindest angesehen hatte! Bei meinem Vater sprach mal wieder der Mediziner aus ihm, als er von meinem zweiten Leben erfuhr: Ob ich mich vielleicht doch mehr als Frau fühlte … Ich hatte kein Problem damit, ihn aufzuklären. Es war wieder ein sehr sachliches und nüchternes Gespräch. So erlebte ich auch eine schöne Überraschung, als er plötzlich und unerwartet während eines Auftritts in der Mainzer Innenstadt neben mir stand, in Begleitung seiner Frau, die er kurz zuvor geheiratet hatte. Seine Frau bot mir sogar an, Bühnenkleidung für mich zu nähen, was mich sehr berührte, auch wenn ich das Angebot nicht annehmen konnte, da ich doch sehr spezielle Kostümbildner*innen brauche. Ähnlich wie die Palette mit Lidschatten meiner Mutter, die sie mir zu Beginn geschenkt hatte, deren Farben für die Bühne aber einfach nicht kräftig genug sind. In Ehren halte ich sie aber noch heute.

Als ich den Mut aufbrachte, meinen Großeltern von Gracia Gracioso zu erzählen, war auch das kein mit großen Ängsten gefüllter Akt mehr für mich. »Du siehst ja aus wie deine Mutter«, staunte meine Oma, als sie das Bild betrachtete, das ich mitgebracht hatte. Während mein Opa eine ganz andere Frage quälte: Wie ich denn dieses tolle Dekolleté hinbekam.

Und meine Oma hat recht – wenn ich meine dunkle Perücke trage und nicht ganz so stark geschminkt bin, sehe ich wirklich aus wie meine Mutter!

Also lud ich meine Oma gemeinsam mit ihrer besten Freundin Ramona nach Frankfurt zu meiner Travestieshow *Night Queens* ein. Es folgte keine Party wie sonst in der Regel, sondern jeder saß an seinem Tisch und es gab eine Verköstigung. Das war genau das richtige Setting für meine Oma, dachte ich.

Für mich war es eine ganz besondere Show, und ich wollte sie gerne auf der Bühne einbeziehen. »Ich bin so stolz, dein Enkel zu sein, weil du gelernt hast, mich so zu akzeptieren, wie ich bin«, sprach ich ins Mikrofon, als ich meine letzte Nummer anmoderierte. Die Stimmung war ausgelassen und durch den Scheinwerfer erkannte ich schemenhaft, dass meine Großmutter lächelte. Ich war sehr emotional. Als letzte Darbietung habe ihr zu ihren Ehren eine Nana Mouskouri-Nummer performt, da sie diese griechische Sängerin sehr mag. Und was machte meine Oma während meiner Performance? Sie stand auf, verließ ihren Tisch, tänzelte mit weichen Bewegungen durch die Reihen, umarmte nebenbei noch einen Gast, auf den meine leicht wackelige Oma beinahe gefallen wäre – und kam schnurstracks auf die Bühne zu! Dabei tanzte die 86-jährige Frau voller Lebensfreude. Ich geleitete sie auf die Bühne und das Publikum war außer sich, so etwas sah man nicht alle Tage!

Einen Tag später rekapitulierten wir den Abend in ihrer Küche, und sie wies mich mit durchaus ernster Miene darauf hin, dass ich an meinen Bewegungen arbeiten müsse. Sie vollführte wieder ihre Schlangenbewegungen vom Vorabend, die ich in mein Bühnenprogramm einarbeiten sollte. »Oma, wenn ich das genau so mache, fliegen mir doch die Tomaten um die Ohren«, lachte ich und war gerührt, dass sie mich sieht und trotz ihres Alters in der Lage war, mich so zu akzeptieren und zu unterstützen, wie ich bin. Inzwischen pflege ich sie und kümmere mich auch an den Wochenenden intensiv um sie, und wenn ich meine Auftritte habe – die nach der Coronapause Gott sei Dank wieder stattfinden –, erhalte ich die nötige Unterstützung von meinem Mann Kilian.

FREUND*INNEN UND BEKANNTE

Mein Coming-out als Gracia verlief also sehr harmlos und war im Grunde mit vielen positiven Gefühlen verknüpft. Den einen oder anderen Freund, der mich genervt fragte, ob ich auch mal wieder unverkleidet mit auf eine Party käme – oder, später, als ich mich mit Gracia etabliert hatte – irritiert war, wenn ich mal ohne Gracia-Outfit Party machte und fragte, ob ich heute »ohne Fummel« unterwegs sei, habe ich ohne schlechtes Gewissen aus meinem Leben gestrichen. Menschen, die nicht akzeptieren, wie und wer ich bin, und dies mit abwertenden Kommentaren zeigen, brauche ich nicht mehr und sie fehlen mir auch nicht. Über Gracia habe ich mehr tolle neue Freundschaften mit Menschen geschlossen, die ich sonst nie kennengelernt hätte, als ich Bekannte verloren habe. Das ist Gold wert.

Gracias Goldene Regel

Freund*innen sind Menschen, die dir nicht ihren Weg vorgeben, sondern deinen Weg mit dir gehen. Freundschaften sind im Fluss, das gehört zum Lauf der Dinge – das ist gut und richtig so.

Freund*innen und Bekannte sind Menschen, die dir mal nah sein können, sich aber auch wieder entfernen, weil sowohl du dich weiterentwickelst als auch die anderen. Dadurch verändert sich die Dynamik einer Freundschaft. Selbstverständlich gibt es Freundschaften, die Jahre oder gar Jahrzehnte halten – sie geben Halt und Stabilität. Es tut gut, einen oder zwei solcher Menschen im Leben zu haben. Doch der Freund*innenkreis an sich ist im Fluss. Du brauchst kein schlechtes Gewissen zu haben, wenn sich Menschen, denen du dich mal nah gefühlt hast, von dir entfernen – oder es persönlich nehmen, wenn sich jemand von dir abwendet. Das hat in der Regel nichts mit dir zu tun, sondern mit den Menschen selber. Es passiert, wenn sich Interessen verändern, die Schnittmenge kleiner wird oder sich Prioritäten verschieben. Wenn zum Beispiel Familien gegründet werden oder berufliche Projekte viel Aufmerksamkeit in Anspruch nehmen – dann sind die Kapazitäten füreinander nicht mehr so groß. Das Leben eines Menschen verläuft eben in verschiedenen Phasen, die unterschiedliche Arten oder Intensitäten von Freundschaften erfordern. Wichtig ist nur, dass du dich kümmerst, und die Beziehungen pflegst, die dir am Herzen liegen – auch wenn rundherum viel los ist.

IN DER BEZIEHUNG

Kilian hatte mir erst Jahre, nachdem ich meine Kunstfigur Gracia Gracioso erfunden hatte, gestanden, dass er darüber nachgedacht hatte, ob und in welcher Form er die Beziehung zu mir aufrechterhalten könnte, sollte ich eventuell transident sein. Schließlich definiert er sich selbst als schwuler Mann und wollte nicht unbedingt in einer heterosexuellen Beziehung mit einer transidenten Frau leben. Über die Jahre haben wir uns sehr gut eingespielt, auch, weil wir uns so gut kennen, verstehen, lieben und ich meine Rolle gefunden habe. Zu Travestieveranstaltungen begleitet er mich allerdings nicht, aber nicht, weil er es nicht möchte. Auch wenn er mit Drag-Art nicht viel anfangen kann, würde er mich natürlich begleiten und unterstützen, aber ich bin es, der es nicht möchte. Die Vorstellung, dass mein Mann mich regelmäßig in Frauenkleidung sieht, turnt mich eher ab. Auch wenn Drag nichts Sexualisierendes an sich hat – es ist auf die Show und den Effekt ausgelegt –, könnte es doch etwas in der Beziehung verschieben. Ein einziges Mal begleitete er mich auf eine Veranstaltung, als ich 2016 den damals größten deutschen Dragcontest in der Mainzer Rheingoldhalle veranstaltete und alles alleine auf die Beine stellte, inklusive prominenter Gäste. Diese Show wollte er sich nicht entgehen lassen. Natürlich ist es ein schönes Gefühl, ihn an meiner Seite zu wissen und zu sehen, wie stolz er auf das ist, was ich mache. Dennoch ist es so: Ich möchte diese Tätigkeit von meinem persönlichen Bereich trennen. Es hat schon einiges an Austarieren gebraucht, und ich habe mir viele Gedanken darüber gemacht, wie viel ich mit ihm teilen möchte.

Gracias Goldene Regel

In einer Beziehung muss man nicht alles zu hundert Prozent teilen. Du darfst etwas haben, das nur dir alleine gehört. Wichtig ist der ehrliche Austausch darüber, wenn bei deiner Partnerperson Fragen aufkommen.

Normalerweise mache ich mich im Hotelzimmer fertig, wenn ich für Veranstaltungen gebucht bin. Habe ich ein Heimspiel, sperre ich mich im Badezimmer ein und mache mich dort in Ruhe fertig. Wenn mein Mann dann am Türrahmen steht und sich von mir verabschiedet, will er mich genau betrachten oder – auch sehr gerne – gut gemeinte Ratschläge geben, zum Beispiel wie ich den Eyeliner besser nachziehen könnte. Ich suche dann schnell das Weite, denn negatives Feedback möchte ich erst nach der Show hören, sonst verunsichert mich das zu sehr. Süß finde ich, wenn er mit mir Songs teilt, die ich in die Show einbinden könnte, oder mir Bescheid gibt, wenn die neue Staffel von *RuPaul's Drag Race* auf Netflix erscheint. Er nimmt Teil an Gracia, aber in einem von mir abgesteckten Rahmen. Er ist so etwas wie ein Berater, der auf meiner Schulter sitzt, ohne die ganze Show drumherum.

MEINE BERUFUNG

Meine Mentorin sprach mich an: »Bist du schwul?« Ich hatte gerade den letzten Arbeitstag an meiner Ausbildungsschule beendet.

»Ja, das bin ich«, antwortete ich ehrlich, weil ich wusste, dass ich sie nie wiedersehen musste.

»Ich habe es geahnt, aber wenn ich es gewusst hätte, hätte ich dir die *Missio Canonica* und damit die vorläufige Unterrichtserlaubnis nicht unterschrieben.« Und rauschte ab. Wenn sie meine sexuelle Orientierung vorher gekannt hätte, hätte ich keinen Abschluss in katholischer Religionslehre machen dürfen. Das wurde mir in diesem Moment klar. Es tat trotzdem gut, dass ich nach all der Schufterei im Studium und den Strapazen des Referendariats endlich eigenverantwortlich mit Kindern und Jugendlichen an einer neuen Schule zusammenarbeiten durfte. Dass meine Mentorin ein Problem mit mir und meiner Sexualität hatte, formulierte sie nun ungefragt in aller Deutlichkeit.

Wie erstarrt sah ich ihr nach, während ich Mühe hatte, ihre Worte zu verarbeiten. Das war Diskriminierung und absolut übergriffig. Und ich hatte es schon vor zwei Jahren, zu Beginn meines Referendariats, gerochen, dass mir hier Menschen Steine in den Weg legen könnten. Aus diesem Grund war ich nach dem Studium wieder zu meiner Mutter gezogen, in eine eigene Wohnung im selben Haus. Während meines Referendariats pendelte ich lieber täglich zwei Stunden nach Koblenz, damit ich dafür zu Hause in Mainz mein Leben offen führen konnte. Ich hatte das Gefühl, mich während meines Referendariats wieder verstecken zu müssen, und mein Bauchgefühl hatte mich nicht getäuscht. Es war ein persönlicher Rückschritt, denn im Studium hatte ich offen schwul gelebt. Während bei meiner besten Freundin Patricia, die parallel zu mir ihr Referendariat absolvierte, alles super lief, hatte ich das Gefühl, ziemlich kämpfen zu müssen. Ich fühlte mich ausgeliefert und war wieder in ein Abhängigkeitsverhältnis gerutscht, das es mir erschwerte, meine Identität frei auszuleben.

Ich hatte Lehramt für Grund- und Hauptschule mit den Fächern Mathematik, Deutsch und Sachunterricht studiert. Als Zusatzfach hatte ich mich für katholische Religionslehre entschieden, deshalb war meine Mentorin im Referendariat auch eine katholische Religionslehrerin. Sie war meine Ausbilderin und sollte mich während des Referendariats begleiten und unterstützen. Doch das lief schwierig. Hatten wir zum Beispiel am Nachmittag besprochen, was ich für den nächsten Unterrichtstag vorbereiten sollte, konnte es gut sein, dass sie alles wieder verwarf. Das machte sie gerne mal abends, indem sie mich quasi vor dem Schlafengehen anrief, um mir ihre neuen Pläne »mitzuteilen«, woraufhin ich meine Unterrichtsvorbereitungen umgestalten musste. Das empfand ich als regelmäßige Schikane.

Ich war froh, einen Haken dranzusetzen, als ich mit dem Ref durch war.

Für viele Lehrer*innen ist das eine schwere Zeit. Heute noch, wenn ich an Koblenz vorbeifahre, zeige ich in Gedanken meiner Mentorin den Mittelfinger.

Als ich die Ausbildungszeit beendet hatte, war für mich klar, dass ich mein bisheriges Vorgehen so weiterführen wollte – ich wollte Berufliches und Privates strikt trennen. Also bewarb ich mich an einer Schule, die auf der anderen Seite des Rheins lag und damit in einem anderen Bundesland. Das schien mir die perfekte Lösung. Die Stelle bekam ich auch, denn es stellte sich heraus, dass mein Fach katholische Religion gefragt war, und somit war dies schließlich der ausschlaggebende Grund für die Zusage. Ich freute mich sehr, nach dem langen Ausbildungsweg nun endlich loszulegen und genau das zu machen, was mir am Herzen liegt: Schüler*innen zu begleiten, ihnen nicht nur Wissen beizubringen, sondern auch eine gewisse Grundkompetenz und Werte für das Leben an sich.

Mein Plan ging nicht auf.

Schon am ersten Tag traf ich im neuen Kollegium auf eine Kommilitonin aus Landau, die wusste, dass ich schwul bin. Nach einigen Minuten des Abwägens wusste ich, wie ich vorgehen wollte. Nach unserem freudigen Wiedersehen bat ich sie, meine sexuelle Orientierung nicht publik zu machen. »Aber wie soll ich darauf reagieren, wenn mich jemand darauf anspricht?«, fragte sie, was ich sehr zu schätzen wusste, denn sie akzeptierte, dass es für mich kein leichtes Unterfangen war. »Sie sollen mich selbst darauf ansprechen!« Und damit war die Sache gegessen – vorerst. Während meiner ersten Gesamtkonferenz saß ich neben einer sympathischen Kollegin, und während sie anfing, mir etwas im Flüsterton zu erklären, legte sie ihre Hand auf meinen Oberschenkel. Ich hielt erstarrt die Luft an. Keine Frau legt einem neuen Kollegen, den sie nicht kennt, die Hand auf das Bein – das ist eine ziemlich intime Geste. Ihr Gaydar musste angesprungen sein!

Ich kam ins Zweifeln. Musste ich wirklich Zeit meines Lebens meine Identität verleugnen, nur weil ich mich für das Studium der katholischen Religionslehre entschieden hatte? Das Fach lag für mich auf der Hand, ich hatte auf der katholischen Schule schon so viel gelernt, wieso hätte ich das nicht weiter vertiefen sollen? Außerdem war Religion ein Unterrichtsfach, dass nur wenige studierten und ich malte mir so bessere Chancen aus, eine gute Arbeitsstelle zu finden. Womit ich schließlich Recht auch behalten sollte. Allerdings: Wenn mich meine Kolleg*innen ohnehin schon so sahen, wie ich war, wieso sollte ich dann nicht auch im beruflichen Kontext zu mir stehen können? Ich stellte alles in Frage: Wollte ich überhaupt ein Fach und damit die Lehren der Institution Kirche unterrichten, wenn diese mich als

Der Gaydar

Gaydar ist zusammengesetzt aus Gay und Radar und beschreibt so etwas wie einen »siebten Sinn«, mit dem man vermeintlich homosexuelle Menschen erkennt, bevor sie sich geoutet haben. Es ist eine Mischung aus intuitiven und unbewussten Eindrücken.

Inzwischen haben Forscher*innen herausgefunden, dass der Gaydar die stereotype Wahrnehmung verstärkt, weil ein vermeintliches Erkennen auf Verhaltensweisen oder bestimmten Ausdrucksarten beruht, und diese basieren oft auf Klischees und Vorurteilen. Was inzwischen allerdings wissenschaftlich bewiesen wurde, ist, dass sich Homosexuelle an Gerüchen erkennen – das liegt an den darin enthaltenen Pheromonen. Schwule Männer bevorzugen zum Beispiel den Schweißgeruch anderer schwuler Männer. Verrückt, oder?[30]

Mensch offen diskriminiert? Diesen Gedanken hatte ich immer wieder von mir weggestoßen. Aber musste ich ihn zulassen und kam auf eine Antwort: Nein. Je länger ich darüber nachdachte, desto logischer erschien es mir: Ich wollte unter diesen Bedingungen nicht weiter unterrichten.

Nachdem ich dieses Gedankenspiel für mich abschloss, in dem tatsächlich alles offen und auf dem Prüfstein stand, suchte ich das Gespräch mit meiner damaligen Schulleitung. Neben Religion unterrichtete ich auch Mathematik, Deutsch und Sachunterricht, darauf wollte ich mich nun fokussieren. Diese Fächer bereiteten mir Spaß. Ich hatte trotzdem Bedenken, weil ich doch gerade wegen der Religionslehre eingestellt worden war. Es kostete mich also einiges an Überwindung, gleichzeitig spürte ich, dass ich es mir selbst schuldig war, diesen Schritt zu gehen. Also outete ich mich vor der Rektorin als schwul und erklärte, nicht mehr Religion unterrichten zu wollen (es ist übrigens das einzige Fach, in dem sich eine Lehrperson weigern kann zu unterrichten). Und siehe da: Die Schulleitung bedauerte es, aber es war für sie in Ordnung! Ich hatte mich bereits als kompetenter Lehrer bewiesen, und sie schätze mich als Mensch und meine Arbeit. Und ich hatte mit drastischen Konsequenzen gerechnet … Ich hätte nicht gedacht, dass mir meine Freiheit im Lebensstil wichtiger war, als einen krisensicheren Job auszuüben, für den ich insgesamt eine Ausbildung von knapp sechs Jahren auf mich genommen habe. Umso schöner war es zu erkennen, dass beides miteinander vereinbar ist.

Gracias Goldene Regel

Das Kopfkino gehört dazu: Sich Sorgen zu machen, abzuwägen, Pros und Kontras zu diskutieren ist Teil des Entscheidungsprozesses. Sobald du für dich alles durchgekaut hast und dir deines Standpunktes sicher bist, trittst du in deinem Umfeld anders auf.

Ich war erleichtert und überlegte mir ein paar Regeln: Schüler*innen sollten nicht erfahren, dass ich schwul bin. Diese Entscheidung traf ich vor allem wegen der Eltern. In sozialen Netzwerken verlinke ich mich mit Schüler*innen erst, wenn sie 18 sind oder ich sie nicht mehr unterrichte. So wollte ich das auch mit den Eltern handhaben. An meiner ersten Stelle nach dem Referendariat unterrichtete ich an einer Förderschule und kam mit unterschiedlichen Religionen und Einstellungen in Kontakt – gerade auf so heiklem Terrain können viele Missverständnisse entstehen. Ich wollte als Lehrer wahrgenommen und nicht auf meine sexuelle Orientierung reduziert werden. Ich war zu dem Zeitpunkt, als ich meine erste Stelle antrat, 27 Jahre alt und musste erst noch meinen Weg finden. Ich war so bedacht darauf, dass keine Schüler*innen und/oder Eltern bemerken sollten, dass ich homosexuell war, dass es sich schon auf meine Arbeit auswirkte. Doch ein Ereignis sollte mich zum Umdenken bringen …

Da ich im Sachunterricht auch Sexualunterricht gab, berief ich vorschriftsmäßig einen Elternabend ein, um alle Themen und Materialien, die ich im Aufklärungsunterricht verwenden wollte, den Eltern vorzustellen. Es ist mir ein Anliegen, alle Themen offen zu kommunizieren, damit sich alle Beteiligten wohlfühlen.

Soweit lief alles gut – ich war gut vorbereitet und die Eltern hörten mir zu. Dann kamen wir am Ende zu den Fragen, Wünschen und Anregungen, die ich mir von den Eltern erbat. Ich hatte mit Kritik gerechnet, doch die Frage, die gestellt wurde, verblüffte mich: »Mir fehlt das Thema Homosexualität«, erklärte eine Mutter. Ein Vater stand ebenfalls auf, auch er äußerte sich zur Thematik: Er vermute, sein Sohn könne transsexuelle Tendenzen haben, deshalb sei es ihm wichtig, dass ich die Kinder darüber aufkläre.

Ich hatte diesen Aspekt der Aufklärung vor lauter Angst, mit Homosexualität in Verbindung gebracht zu werden, total verdrängt! Natürlich wollte und sollte ich darüber aufklären, und ärgerte mich über mich selbst, dass ich dieses Thema einfach vergessen hatte.

WIE WIR UNS GEGEN DISKRIMINIERUNGEN STÄRKEN KÖNNEN

Nach einem zweijährigen Coming-out zum Ende meiner Schulzeit hatte ich im Laufe des Studiums die Freiheit genossen, offen schwul leben zu können. Während des Referendariats hatte ich mir diese Freiheit selbst wieder entzogen, um meinen Traumjob ausüben zu können. Erst im Arbeitsleben angekommen, wurde mir bewusst, dass weder ich noch die Betroffenen – also die Schüler*innen und Eltern – ein Problem meiner Berufswahl im Zusammenhang mit meiner Homosexualität sahen, es waren die anderen: meist homophobe Menschen aus meinem Bekanntenkreis, die etwas älter waren und eine Verbindung zwischen Pädophilie und meiner sexuellen Orientierung herzustellen versuchten.

Auch heute, wenn ich das so schreibe, macht es mich unglaublich wütend, dass Menschen so denken können.

Es kann Auswirkungen haben, wenn wir uns offen zeigen. Es könnte uns vielleicht den Schulabschluss, den Studienabschluss, den Start an einem neuen Arbeitsplatz verhageln oder erschweren. Ein anderer Teil der Wahrheit ist aber auch: Je mehr sich von uns queeren Menschen zeigen, desto eher wird es in der Gesellschaft als alltäglich wahrgenommen, ohne dass wir einen Sonderstatus bekommen. Es liegt nicht alleine in unserer Verantwortung, die Welt zum Umdenken zu erziehen und von ihrer Heteronormativität zu erlösen. Dies gelingt uns nur, wenn Allys und queere Menschen gemeinsam an einem Strang ziehen. Du musst dir auf keinen Fall die Verantwortung aufbürden,

Setze ein Zeichen

Es braucht auch jene Menschen, die nicht negativ über queere Personen reden und ihnen einfach mal ein Lächeln schenken. Mit diesen Gesten baust du wiederum das Selbstwertgefühl von queeren Menschen auf, die sich durch deine Energie gestärkt fühlen.

dass du alle »aufklären« oder dich »zeigen musst«, um die Welt bunter zu machen.

Gracias Goldene Regel
Egal, ob schwul, lesbisch, bi oder trans, deine Sexualität und deine Geschlechtsidentität darf deine Berufswahl nicht einschränken. Selbst die Institution Kirche hat dies nun nach 2000 Jahren verstanden. Mit #outInChurch ändert sich jetzt auch das Arbeitsrecht für queere Menschen in der Kirche.

Nur weil es abstrusen Klischees entspricht, schwule Männer werden Friseur, Make-up-Artist oder Modedesigner, musst du dem nicht entsprechen. Wo auch immer deine Ambitionen, Talente und Interessen liegen – ob du in die Politik gehen, Elektriker*in oder Oberfeldwebel in der Bundeswehr werden möchtest – zieh dein Ding durch! Heutzutage gibt es Richtlinien und Gesetze, die dich schützen und unterstützen. Und wenn du Friseur werden willst, dann tue es.

Gracias Goldene Regel
Wenn Menschen mit deiner sexuellen Orientierung oder Geschlechtsidentität ein Problem haben, dann ist das ihr Problem. Lass nicht zu, dass es zu deinem Problem wird.

Wer in unserer Gesellschaft nicht zwischen 30 und 50 Jahre alt, weiß, männlich, heterosexuell, christlich, körperlich und geistig unversehrt ist, wird in irgendeiner Form Diskriminierungen oder sogar Mehrfachdiskriminierung erfahren – aufgrund der Religionszugehörigkeit, des Alters, des Geschlechts, der Geschlechtsidentität, der Sexualität oder der Hautfarbe. Es gibt verschiedene Ebenen, auf denen man diskriminiert werden kann, und es gibt leider viele Menschen mit Diskriminierungserfahrungen.

> **Gracias Goldene Regel**
> Sei du nicht der*diejenige, der*die diskriminiert, wenn du selbst nicht diskriminiert werden möchtest.

Solange es zum Beispiel Menschen in deinem Umfeld sind, die dir nicht besonders nahestehen, kannst du dich jederzeit zurückziehen. Es ist verletzend, wenn du beleidigt und beschimpft wirst, gerade für etwas, das du dir nicht ausgesucht hast. Versuche, dir über die Zeit folgende Gedanken anzueignen: Wenn ihr auseinandergeht, hat die andere Person es schon wieder vergessen, während du weiter damit kämpfst. Damit erreicht diese Person genau das, was sie wollte. Gib niemandem diese Macht! Ich fahre gut damit, einfach nicht zu reagieren. Natürlich habe ich jetzt schon ein paar Jahre mehr auf dem Buckel und mehr Lebenserfahrung gesammelt, gerade deshalb kann ich dir mit großer Sicherheit sagen: So funktioniert es am besten, zumindest für mich hat es sich bewährt.

> **Gracias Goldene Regel**
> Tritt anderen gegenüber so auf, wie du selbst gerne behandelt werden möchtest.

Von wegen Wald und so schallt es heraus … So nervig diese Redewendung auch ist, für mich ist sie zu einer wichtigen Handlungsdevise geworden. Es eskaliert nur, wenn du blöd angemacht wirst und genauso blöd reagierst. Sei höflich, sei nett, sei freundlich oder lass die Sache auf sich beruhen. Pass auf, dass du dich niemals zu etwas zwingen lässt, was oder wer du eigentlich gar nicht bist.

Problematisch und eine ganz andere Situation ist es allerdings, wenn diese Menschen zu deiner Familie oder deinem nahen Umfeld gehören. Wenn Teile deiner Identität nicht anerkannt werden, ist das schlimm. Das Gefühl, nicht verstanden zu werden, kann Depressionen und weitere psychische Erkrankungen auslösen. Nimm es auf keinen Fall als gegeben hin, falls das bei dir der Fall sein sollte. Je früher du dir Hilfe suchst, desto besser. Aber mach dir keinen Druck, falls dir momentan die Kraft fehlt oder du auf Termine warten musst. Versuche, jeden Tag so zu bestreiten, wie es deine Kräfte zulassen.

Triggerwarnung

Selbstverletzendes Verhalten
Es kann sein, dass dein Schmerz so groß ist, dass du keinen anderen Ausweg siehst, als die Schuld bei dir zu suchen oder gar deinen eigenen Körper zu schädigen. Leider beobachte ich, dass es immer mehr Schüler*innen gibt, die sich Schnitt- oder Ritzwunden oder absichtliche Verbrennung zufügen.

Falls du davon betroffen bist oder jemanden kennst, der betroffen ist: Hol Hilfe, du musst diesen Zustand nicht aushalten. Es gibt für alles eine Lösung! Ich weiß, das klingt banal, vor allem wenn man denkt, dass es keinen Ausweg gibt. Es gibt professionelle Beratungsstellen, an die du dich wenden kannst und wo man dir sensibel und ohne Stigmatisierung oder Wertung zuhören wird. Im Anhang findest du Adressen, wie du zur richtigen Beratungsstelle gelangst.

Essstörungen
Magersucht, Bulimie oder Binge-Eating kann auch eine Reaktion auf eine Situation sein, in der du dich nicht akzeptiert fühlst. Wer sein Essen kontrolliert, versucht auf diese Weise, erlebte Hilflosigkeit unter Kontrolle zu bringen.

Wenn du jemanden kennst, der davon betroffen ist: Es kann sein, dass dein*e Freund*in versucht, mit etwas klarzukommen, womit sie*er nicht alleine klarkommen kann. Du kannst sie nicht heilen oder dazu bringen, gesund zu werden – dennoch hast du Möglichkeiten, sie*ihn zu unterstützen: Indem du einfach bei ihr*ihm bist, ihm/ihr zuhörst, vermittelst, dass du nicht darüber wertest, was du hörst, und das Gefühl vermittelst, dass er*sie sich auf dich verlassen kann. Eine*n solche*n Freund*in zu haben ist mehr wert, als du dir vielleicht gerade vorstellen kannst, weil du dich selbst auch hilflos fühlst.

Depressionen
Wenn du das Gefühl hast, das jeder Schritt einer zu viel ist, du dich nicht aufraffen kannst und selbst Sachen, die dir früher Freude bereitet haben, nicht mehr magst, können das erste Anzeichen für eine Depression sein. Such eine professionelle Beratungsstelle auf, vielleicht findest du eine geeignete Therapieform. Es kann sein, dass sich Depressionen einschleichen und dich länger begleiten, als sie es müssten – deshalb ist es wichtig für dich zu lernen, über deine Probleme zu sprechen, deine Gefühle wahrzunehmen und ihnen zu vertrauen. Sie gehören zu dir und sind an sich nichts Schlimmes. Es wird ein wenig dauern, bis es dir wieder besser gehen wird und du mit neuem Mut ins Leben blickst, aber wenn du es geschafft hast, sieht die Welt wieder viel bunter aus. Denn wenn du die Kraft hast, dich so zu zeigen, wie du bist, machst du die Welt zu einem schöneren Ort.

Ängste
Wenn du das Gefühl hast, dass Ängste einen immer größeren Teil deines Lebens bestimmen und dich davon abhalten, zum Beispiel in Gruppen etwas zu unternehmen, mit Freund*innen auf Veranstaltungen oder Partys zu gehen oder du Schwierigkeiten hast, in die Schule, das Seminar, die Arbeit zu gehen – dann könnte eine

Angststörung vorliegen. Bitte lass es abklären! Du kannst dir professionellen psychotherapeutischen Rat einholen, indem du zu einer Sprechstunde gehst, dir nur einmalig ist und deren Kosten von den Krankenkassen übernommen werden. Lass es abchecken, auch wenn es vielleicht schwer für dich ist, einen Termin zu vereinbaren.

Suizidgedanken

Sich immer drehende Gedanken, das Gefühl, wertlos zu sein, nicht dazuzugehören, ist sehr, sehr schlimm. Falls dir das bekannt vorkommt: Es tut mir wahnsinnig leid, dass du das erleben musst. Bitte wende dich sofort an eine professionelle Beratungsstelle. Es wird dauern, aber es wird dir besser gehen. Irgendwann, mit professioneller Begleitung, wirst du das Leben von einer anderen Seite kennenlernen und sehen, wie schön es sein kann, hier zu sein. Vielleicht hilft dir folgender Gedanke: Wenn du in 20 oder 30 Jahren auf diese dunklen Momente zurückblickst, wirst du erleichtert sein, dass du den letzten Schritt nicht gegangen bist.

Wenn du eine*n Freund*in hast, von der du glaubst, dass er*sie gefährdet ist: Wende dich an professionelle Beratungsstellen. Sie können dich dabei unterstützen, deinem*deiner Freund*in zu helfen. Die Adressen findest du im Anhang.

Umgang in der Schule

Statistisch gesehen, betrifft Queersein ein oder zwei Schüler*innen pro Klasse. Deshalb ist es wichtig, dass sich Lehrer*innen fortbilden, damit sie wissen, welche Themen sie wie im Unterricht gut vermitteln können und den Betroffenen helfen – und ihnen Sichtbarkeit verschaffen (ohne dass sich Schüler*innen gezwungenermaßen outen müssen!). Das führt auch dazu, dass jenen Schüler*innen, die es nicht betrifft, das Wissen vermittelt wird, dass die Welt bunt ist und es Menschen mit diversen Sexualitäten und Geschlechtsidentitäten gibt.

Für die Vielfalt und Sichtbarkeit ist es unglaublich wichtig, dass sich Lehrer*innen weiterbilden. Wir sollten alle gemeinsam daran arbeiten, dass diese Themen nicht hintüberfallen und dass das Bewusstsein wächst, dass es einfach jede und jeden von uns betrifft. Wir alle sind von Menschen umgeben, und die Wahrscheinlichkeit, eine*n homosexuelle*n, queere*n oder trans Verwandte*n oder Freund*in oder Bekannte*n zu haben, ist sehr, sehr groß! Vielleicht sogar in der eigenen zu gründenden Familie? Wir sind doch eine Gesellschaft – und um die heteronormativen Strukturen zu durchbrechen, muss man sie zuallererst erkennen.

Du kannst auch dazu beitragen, indem du Fragen stellst und die Lehrer*innen mit queeren Themen konfrontierst – ohne dich dabei outen zu müssen. Es kann ja sein, dass es dich einfach so interessiert.

Gracias Goldene Regel
Man muss nicht gut finden, was ein anderer Mensch macht, aber man sollte es akzeptieren, ohne zu beleidigen oder zu diskriminieren! So wirst du zu einem aktiven Teil unserer Gesellschaft – indem du Werte lebst.

WIE WIR EINE DISKRIMINIERUNGSFREIE SPRACHE VERWENDEN KÖNNEN

Die Sprache ist ein mächtiges Mittel, sie beeinflusst unser Denken und die Bilder, die wir in der Gesellschaft haben. Über sie werden Stereotype reproduziert und sie teilt uns Menschen starr binär in männlich und weiblich ein. Deshalb ist es wichtig, darüber nachzudenken, wie man sich ausdrückt, welche Begriffe man verwendet und wie man Menschen bezeichnet. Wir haben es bereits im Kapitel Lerne deine Geschlechtsidentität kennen (S. 63) besprochen: Es ist ein Akt der Diskriminierung, wenn man sein Gegenüber bewusst mit dem falschen Pronomen anspricht.

Pronomen

Die Schweden machen es vor: Hier gibt es inzwischen ein geschlechtsneutrales Pronomen, das in die offizielle Grammatik und alle Wörterbücher aufgenommen wurde.

- **hen:** Damit kann eine trans*idente oder non-binäre Person angesprochen werden. Es kann auch zum Einsatz kommen, wenn das Geschlecht vorab nicht kommuniziert wurde.
  Im Englischen hat sich inzwischen eine Variante durchgesetzt, die man schon häufig in Bücher, Filmen und Serien hören kann:
- **they**: Im Singular
  Auch in Frankreich gibt es ein Pronomen, das bis dato zwar Eingang in eines der wichtigsten Wörterbücher gefunden hat, aber noch nicht offiziell verwendet wird.
- **iel:** Eine Verschmelzung aus dem männlichen »il« und weiblichen »elle«.

In der deutschen Sprache haben wir noch kein offizielles, einheitliches Pronomen, dennoch haben wir verschiedene Möglichkeiten, die wir aktiv verwenden können. Sie werden **Neopronomen** genannt, weil es sich um Wortneuschöpfungen handelt.

- **dey:** eingedeutscht, kommt von »they«.
  »Kim ist noch nicht da. Dey ist noch bei einer anderen Veranstaltung, kommt aber später nach.«
- **hen:** Das Schwedische »hen« kann auch im Deutschen verwendet werden.
  »Kim ist noch nicht da. Hen ist noch bei einer anderen Veranstaltung, kommt aber später nach.«

- **sier/xier:** eine Verschmelzung von »sie« und »er«
  »Kim ist noch nicht da. Sier ist noch bei einer anderen Veranstaltung, kommt aber später nach.«
  »Kim ist noch nicht da. Xier ist noch bei einer anderen Veranstaltung, kommt aber später nach.«
- **em**
  »Kim ist noch nicht da. Em ist noch bei einer anderen Veranstaltung, kommt aber später nach.«

Wenn du dir unsicher bist, wie du angesprochen werden möchtest, kannst du die Varianten alle durchtesten. Es gibt auch die Möglichkeit, kein Pronomen zu verwenden und nur beim Namen angesprochen zu werden. Es gibt nicht den einen Königsweg, deshalb ist das Wichtigste, dass du dich wohlfühlst – und scheu dich nicht, ein wenig zu experimentieren und zu sehen, wie du dich fühlst, wenn du zum Beispiel mit einem der Neopronomen angesprochen wirst.

Meine Pronomen sind mir relativ egal. Mich darfst du im privaten Kontext so ansprechen, wie du möchtest. Ob mit »er«, »sie« oder »em« ist mir echt schnuppe. Für mich ist kein Pronomen besser als das andere.

Anregungen:

- Frage dein Gegenüber nach seinem*ihrem*deren Pronomen.
- Sprich die Person mit Namen an, wenn du unsicher bist.
- Entschuldige dich, wenn dein Gegenüber dich darauf aufmerksam macht, dass du das falsche Pronomen verwendet hast. Es gibt keinen Grund, sich zu schämen, jeder Mensch macht Fehler und muss sich erst umgewöhnen, wenn sich etwas verändert. Entscheidend ist, zu zeigen, dass du es besser machen möchtest.

Gendern

Zum Glück wird vielen langsam bewusst, dass das generische Maskulin für uns als Gesellschaft nicht mehr funktioniert. Wenn nur von »Autoren«, »Piloten« oder »Politikern« gesprochen wird, bleibt nicht nur der weibliche Anteil der Bevölkerung unsichtbar, sondern auch alle, die sich nicht dem binären Geschlechtssystem zuordnen. Es wird Zeit, dass wir die anderen Geschlechter nicht nur »mitmeinen«, sondern sie bezeichnen und ansprechen.

Ich gehe davon aus, dass wir keine Rückschritte machen – alleine, wenn ich sehe, was während meines Lebens schon alles passiert ist. Natürlich ist es wichtig, immer alles im Blick zu behalten. Das ist leider so. Trotzdem: Geh deinen Weg, du weißt nicht, wie die Welt in

Die Zeiten gendern sich

Es gibt verschiedene Varianten, wie wir geschickt Gendern können:

- Mit dem Genderstern: Autor*innen, Pilot*innen, Politiker*innen (der Stern steht stellvertretend auch für alle Varianten der Geschlechteridentität, **Nachteil:** grammatikalische Fehlerquellen)
- Mit dem Schrägstrich: Autor/-innen, Pilot/-innen, Politiker/-innen
- Mit dem Doppelpunkt: Autor:innen, Pilot:innen, Politiker:innen
- Beide Geschlechter nennen: Autorinnen und Autoren, Pilotinnen und Piloten (**Nachteil:** Wieder wird nur ein Zwei-Geschlechter-System gezeigt.)
- Neutrale Schreibweise: schreibende Person, flugzeugführende Belegschaft, Mensch in der Politik (**Nachteil:** Menschen werden versachlicht.)
- Abwechselnd männliche und weibliche Form benutzen: Autorinnen, Piloten, Politikerinnen (**Nachteil:** Man weiß nicht, wer gemeint ist.)

zehn Jahren aussehen wird. Du weißt auch nicht, was für ein Mensch du dann sein wirst. Ängste und Gedanken, die du jetzt hast, wirst du vermutlich nicht mehr haben* – vielleicht wirst dich nicht einmal mehr an sie erinnern!

* CN: Ich spreche hier nicht von psychischen Erkrankungen wie zum Beispiel einer Angststörung!

VON NEUGIERIGEN SCHÜLER*INNEN

»Herr Pöllnitz, hat Ihre Freundin lange oder kurze Haare«, fragte mich ein besonders aufgeweckter Schüler während einer Mathestunde.

Vor einigen Tagen hatte mich derselbe Schüler schon einmal gefragt, ob ich Bilder von meiner Freundin hätte. »Bilder von einer Freundin habe ich schon, aber ich habe viele Freundinnen«, hatte ich mit einem Augenzwinkern erklärt. Wir alle hatten genau gewusst, dass ich damit sowohl eine als auch meine Freundin hätte meinen können.

»Mein Schatz hat längere Haare als ich«, antwortete ich ihm gelassen. Im Gegensatz zu den anderen Lehrer*innen ließ ich mich nicht so schnell aus der Ruhe bringen. Fragen können sie mich ja, aber das heißt noch lange nicht, dass ich ihnen eine Antwort schulde.

»Sie haben doch eine Glatze! Man, Sie sind echt gut. Jetzt weiß ich noch immer nicht, ob Sie auf Männer oder Frauen stehen«, sagte der Schüler enttäuscht und leicht verzweifelt.

»Das ist auch in Ordnung, ist schließlich nicht wichtig für Mathematik.«

»Aber Sie sind doch mein Lieblingslehrer«, probierte er noch einmal.

»Okay, du kommst aber auch nicht weiter, wenn du dich bei mir einschleimst«, grinste ich.

»Sie machen mich wahnsinnig, Herr Pöllnitz!« Inzwischen war der Schüler nicht mehr nur leicht verzweifelt.

»Das sagt mein Schatz auch immer«, lächelte ich ihm zu und nahm wieder den Unterricht auf. Das war's, damit war die Sache gegessen.

Der Schulalltag hatte sich für mich deutlich geändert, seit ich von der Förderschule zu einer Inklusionsschule gewechselt war. Ich hatte nicht nur eine gemischte Klasse, sie waren auch älter und befassten sich intensiver mit mir als Mensch als es die Kleineren getan hatten – natürlich, sie befinden sich ja selbst auf der Suche nach ihrer Identität, da wollen sie wissen, wie die Menschen um sie herum ticken; und dafür habe ich größtes Verständnis. Aber ihre Fragen wurden immer distanzloser, und ich lernte mit der Zeit, sehr erfinderisch auf ihre ständigen Fragen zu antworten, denn eins wollte ich nie, sie anlügen. Die Schüler*innen haben festgestellt, dass ich nicht empfindlich reagierte, wenn sie mich fragten, aber auch, dass ich Grenzen setzte, die sie zu respektieren hatten. Zu jenem Zeitpunkt war ich noch überzeugt davon, dass meine sexuelle Orientierung nicht ins Klassenzimmer gehörte, und schließlich wurde das von allen Seiten respektiert.

»Ich habe Ihr Video im Internet gesehen«, sagte der Konrektor meiner neuen Schule, der während meiner Pausenaufsicht auf mich zukam. Von welchem Video sprach er?, fragte ich mich erschrocken. Von dem seriösen oder von den klamaukigen? Zum Glück musste ich die Spannung nicht lange aushalten. »Das hat mich sehr beeindruckt!« Ich atmete auf, er meinte mein Interview, das ich vor einem Jahr mit dem SWR geführt hatte, in dem ich von meinem Doppelleben als Lehrer und Dragqueen berichtete. Wir kamen ins Gespräch, und erst später erfuhr ich, dass er es von der Sekretärin erfahren hatte, die wiederum zu einer Show von einer Lehrerkollegin eingeladen worden war. Meine Kolleg*innen hatten einen Ausflug in ein Maislabyrinth geplant und wollten anschließend zusammen essen und trinken gehen. Ich hatte mich wegen eines »wichtigen Termins« ausgeklinkt, was die Kollegschaft irritiert hatte: Wie konnte es sein, dass ich abends einen wichtigen Termin hatte? Also klärte ich eine Kollegin auf. Als ich abends auf der Bühne meine Show performte, saß plötzlich das halbe Lehrer*innenkollegium vor mir …

Meine direkten Vorgesetzten wussten von meiner Nebentätigkeit, schließlich bin ich verpflichtet, diese anzumelden. Da ich aber an einer anderen Schule unterrichte, war ich hier nicht verpflichtet, meine Nebentätigkeit offenzulegen.

Etwas Ähnliches passierte mir zwei Jahre später. Am ersten Schultag nach einer Klassenfahrt hatte ich die Pausenaufsicht, als vier Schüler*innen auf mich zukamen. »Herr Pöllnitz, wie geht es Ihnen?«, fragte eine der Schüler*innen. »Wir möchten uns mal gerne mit Ihnen unterhalten.« Ich war ganz perplex, die Achtklässsler*innen waren in der Regel zu cool, um sich mit uns Lehrer*innen in der Pause abzugeben; die Jüngeren kamen immer mal wieder vorbei, um zu quatschen. »Sagen Sie mal, Herr Pöllnitz, kennen Sie Olivia Jones?« Und da schrillten alle Alarmglocken. Wo kam das nun her, so plötzlich aus heiterem Himmel? Also atmete ich tief durch, um mich den Fragen mit meiner sonst üblichen Gelassenheit zu stellen. Ich musste aufpassen. Da war doch etwas im Busch. »Ach … Olivia Jones … Der Name, ja der sagt mir etwas … Helft mir doch mal auf die Sprünge«, stellte mich erst einmal blöd, um Zeit zu gewinnen. Sie erklärten mir, dass sie eine Dragqueen sei und beim Dschungelcamp teilgenommen hätte. »Natürlich, ja, daher kenne ich den Namen!«

»Was halten Sie denn von Dragqueens, Herr Pöllnitz?« Sie ließen nicht locker!

»Also ich finde es ja sehr spannend, weil sie sich auch politisch engagieren. Es muss ja nicht jedem gefallen, unterhaltsam ist es allemal«, versuchte ich das Gespräch abzuwiegeln.

»Kennen Sie Gracia Gracioso?«

Okay. Ooookay. Zehn Jahre lang hatte kein*e Schüler*in herausgefunden, dass es Gracia gibt. Zehn Jahre. Irgendwann musste es ja passieren. Ich fühlte mich ertappt – als hätte ich Gummibärchen genascht, obwohl es verboten war.

»Wie habt ihr es herausgefunden?«, fragte ich meine Schüler*innen, die mich erschrocken ansahen, als hätte ich sie ertappt, nicht umgekehrt. Dann rückten sie mit der Sprache heraus.

Als wir von der Klassenfahrt nach Borkum zurückgefahren sind, hatten wir im Bus den Schüler*innen ihre Handys ausgehändigt. Sofort hatten alle angefangen, wie wild darauf rumzudaddeln – WhatsApp-Nachrichten, Insta Feeds, Snapchat, was weiß ich. Zudem waren sie von den durchgemachten Nächten völlig übermüdet. Folglich hatte ich niemanden, mit dem ich mich hätte unterhalten können. Also hatte ich mein Handy aus der Tasche geholt, hatte Nachrichten und Mails, Insta und Facebook gecheckt – und es daraufhin wieder eingesteckt. Es stellte sich heraus, dass hinter mir zwei Mädels gesessen sind, die auf mein Handy gespickt hatten. Dabei hatten sie gesehen, wie ich die Notifications im Gracia-Account bearbeitet hatte, und ihn sich später genau angesehen – da hatte es nicht viel gebraucht, um eins und eins zusammenzuzählen.

Ich war baff, aber auch stolz auf meine Schüler*innen, dass ihnen das nicht entgangen war, und lobte sie für ihre tolle Leistung. »Ich habe nur eine Bitte: Behaltet es für euch«, sagte ich eindringlich. Als ich noch versuchte, ihre weiteren Fragen zu meinen Outfits und Schminkkünsten abzuwiegeln, klingelte es, und ich war erleichtert, dass ich vorerst aus dem Verhör entlassen war. Eine der Schüler*innen kam aber noch einmal zu mir zurück: »Nur einen Tipp, Herr Pöllnitz. Wenn ich Sie wäre, würde ich den Instagram-Account auf privat stellen, damit die anderen nicht doch noch herausfinden, dass sie schwul und eine Dragqueen sind.« Ich nahm mir ihren Tipp zu Herzen und tat das dann auch.

»Jetzt ist die Kacke am Dampfen.«

Kilian sah mich besorgt an.

»Morgen weiß die ganze Schule, dass ich eine schwule Dragqueen bin. Wir müssen uns dringend überlegen, wie ich drauf reagiere –

sofort«, erklärte ich ihm nervös. Ich hatte plötzlich das Gefühl, dass die Geschichte in Stunden die Runde machen würde. Also spielten wir alle Szenarien durch: Wie reagiere ich auf welche Fragen, was könnte auf mich zukommen? Wieder war das Kopfkino voll aufgedreht. Immerhin ging es um meine Stellung in der Schule und vor der Schülerschaft. Was wäre der Worst Case? Würden mich meine Schüler*innen nicht mehr respektieren? Was würden die Eltern denken? Vor wem musste ich mich rechtfertigen? War ein normales Unterrichten überhaupt noch möglich? Die zentralen Fragen waren auch: Wo fangen meine Grenzen an? Was, wenn meine Schüler*innen sich lustig machen würden – bis zu welchem Punkt lasse ich es mir gefallen? Muss ich es mir vielleicht sogar gefallen lassen? Schließlich habe ich mir dieses Hobby ja ausgesucht.

Am nächsten Morgen ging ich mit all meinen vorbereiteten Antworten bewaffnet in die Schule. Und es geschah – nichts. Gar nichts. Meine Schüler*innen hatten tatsächlich Wort gehalten und es nicht weitererzählt, oder zumindest nicht so, dass es die große Runde gedreht hätte. Wow. Ich war sehr gerührt von ihrer Loyalität.

Ein Teil von mir war trotzdem ein bisschen enttäuscht, ich hatte gedacht, mein wohlgehütetes Geheimnis endlich in die Öffentlichkeit entlassen zu können.

Und dann kam der 5. Oktober 2017. Für die übrige Welt ein gewöhnlicher Donnerstag, für uns der Tag unserer Hochzeit. Als erstes gleichgeschlechtliche Paar, das im Mainzer Standesamt das Ja-Wort sagte, sorgten wir ganz schön für Aufmerksamkeit in der lokalen Presse. Bereits nach unserer eingetragene Lebenspartnerschaft trug ich einen anderen Nachnamen. Ich hatte dafür ein T-Shirt mit einem Comic anfertigen lassen, auf dem ein Lehrer an der Tafel steht und mit Kreide meinen Geburtsnamen durchstreicht und den neuen Namen daneben kritzelt.

Während mir Glückwünsche überreicht wurden, kamen natürlich auch neugierige Nachfragen. Ich erklärte wieder möglichst geschlechtsneutral, dass ich den Namen meines Schatzes angenommen habe – was von den Schüler*innen schließlich akzeptiert wurde.

Doch am Tag nach unserer Hochzeit weckte mich in aller Herrgottsfrüh die Whatsapp-Nachricht einer Schülerin. Sie schickte mir mit den Worten »Ich hab's doch gewusst!« einen Link zu einem Artikel über unsere Hochzeit. Bis heute weiß ich nicht, wie sie an meine Nummer rangekommen ist. An diesem Tag machte es die Runde, jetzt wussten alle Schüler*innen meiner Schule Bescheid, dass ich schwul bin.

Ich habe das Glück, dass dieser Tag für mich mit keinerlei negativen Erfahrungen verbunden ist, weder wurde ich blöd angemacht noch musste ich mir blöde Sprüche anhören. Vermutlich lag es auch daran, dass mich die Presse und die lokale Politik feierte, folglich konnte es nicht schlimm sein, dass ich schwul bin.

Immer wieder kamen Schüler*innen, die mich fragten, ob es stimmte, dass ich schwul sei. Ein Schüler fragte mich entsetzt, was denn meine Mama davon halten würde, dass ich einen Mann geheiratet hätte. »Meine Mama war bei der Hochzeit dabei«, antwortete ich, als würde ich über etwas Belangloses sprechen.

In meiner Klasse sprach ich ausführlich darüber. Sie durften mir Fragen stellen, die sie auf Zettelchen schrieben und die wir dann in Plenum besprachen. Alle Fragen waren sehr respektvoll, vielleicht etwas naiv. Zum Beispiel, seit wann ich schwul sei, wie man schwul wird, woran man es merkt, wie meine Eltern reagiert hätten, was meine Religion dazu sagte.

Das brachte mich auf die Idee, meine Dienste auch anderen Lehrer*innen anzubieten: Sobald sie feststellen, dass das Thema Homosexualität auf eine negative Art und Weise aufkommt, besuche ich ihre Klassen, um die Schüler*innen aufzuklären.

In Gesprächen mit Schüler*innen mit muslimischen Glauben bekam ich aber auch eine andere Seite zu spüren. Sie erklärten mir, dass Homosexualität eine Sünde sei. Trotzdem schätzte ich an diesen Gesprächen den Austausch. Nicht nur ich habe viel dabei gelernt, auch die Schüler*innen fingen an, unter sich zu diskutieren.

Was mir am stärksten hängen geblieben ist: Homosexualität wird im Islam zwar als Sünde angesehen, dennoch darf der Mensch deshalb nicht verurteilt werden. Er sollte so akzeptiert werden, wie er ist.

Für mich war meine Position geklärt. In der Religion wurde das anders gesehen, das akzeptiere ich und es ist vollkommen legitim. Für mich und mein Leben spielt es keine Rolle.

Mir ist bei all dem eine sehr wichtige Sache bewusst geworden: Ich wollte nun Anlaufstelle für queere Schüler*innen werden. Inzwischen habe ich immer wieder mit Schüler*innen gesprochen, die mit Schwierigkeiten im Elternhaus zu kämpfen haben oder aufgrund ihrer religiösen Prägung nicht wissen, wie sie mit ihrer Sexualität umgehen sollen.

Parallel dazu wurde mir noch ein anderer Aspekt bewusst: Ich wurde zu einem Vorbild für meine heterosexuellen (oder vermeintlich heterosexuellen) Schüler*innen. Sie merkten, dass ich nicht viel anders bin als meine Lehrerkolleg*innen, mal abgesehen davon, dass ich vielleicht mal Make-up oder ein Hemd mit Pullover statt nur eines T-Shirts trage. Ein schwules Leben kann genauso langweilig oder spannend sein wie ein heterosexuelles. Und dadurch, dass ich mich sichtbar gemacht habe, habe ich die Möglichkeit, etwas zu zeigen, das bis dahin vielleicht nicht sichtbar war. An sich sind »wir« nichts Besonderes, es wird nur von anderen Menschen besonders gemacht.

Othering

Vielleicht hast du dieses Wort schon einmal in den sozialen Netzwerken aufgeschnappt: Es bezeichnet einen Prozess, in dem zum Beispiel eine bestimmte Gruppe als eine »andere« Gruppe konstruiert wird. Dadurch wird sie von einem »wir« unterschieden. Das Problem ist, dass Menschen einer Gruppe zugeordnet werden, die als »anders« oder »fremd« gilt. Und es wird so getan, als gäbe es eine »normale« Gruppe. Die gibt es so natürlich nicht, jeder Mensch ist individuell mit all seinen Stärken und Schwächen. Sobald du bemerkst, dass dies passiert, pass auf! Du darfst dich zu jeder Zeit zurückziehen, wenn etwas Verletzendes in deiner Gegenwart gesagt wird oder du bemerkst, dass sich die anderen gegen dich verbünden.

Gracias Goldene Regel

Lass dir niemals einreden, dass du anders, fremd, komisch oder seltsam bist. Du bist großartig, ein Mensch mit einer Sexualität und einer Geschlechtsidentität, die genauso sein darf, wie sie ist. Kein Mensch ist wie der andere!

Out and proud

Im Nachhinein ärgere ich mich, dass ich den Schritt nicht schon früher gegangen bin. Es stellte sich als unkomplizierter heraus als gedacht. Falls du darüber nachdenkst, dich zu outen, kann ich dir nur raten, das zu tun. Es geht mir dabei nicht alleine darum, Sichtbarkeit für uns zu schaffen, damit es auch im Lehrer*innenkollegium eine Diversität gibt. Es geht schlicht um DEIN Seelenheil. Wenn du offen kommunizierst, wer du bist, dann ist es für dich im Schulalltag auch viel leichter. Heutzutage muss niemand mehr etwas verheimlichen.

- Natürlich bleibt ein Outing eine individuelle Entscheidung. Geh diesen Schritt erst, wenn du dich bereit dafür fühlst.
- Mach es erst, wenn die Schüler*innen dich bereits kennen. Wenn sie dich nicht kennen und du mit der Tür ins Haus fällst, dann wirst du eher als »die lesbische Lehrerin« oder »der schwule Lehrer« wahrgenommen – und nicht: Du bist »Herr X, der schwul ist« oder »Frau Y, die lesbisch ist«. In der Wahrnehmung deiner Schüler*innen macht das einen Riesenunterschied.

Es kann sein, dass deine sexuelle Orientierung als Schwachstelle gesehen wird, weshalb es zu Beleidigungen kommen kann. Wenn Schüler*innen das Gefühl haben, dass der*die Lehrer*in einem blöd kommt, wird er dich auch »piksen«. Wenn die Schüler*innen dich kennen und wissen, dass euer Verhältnis in Ordnung ist und du ihnen nichts Böses möchtest, haben sie auch nicht das Bedürfnis, dich zu »piksen«, und du kannst dich entspannt als queer outen. Homosexualität ist keine Schwäche. Mach sie zu deiner Stärke!

GRACIA EROBERT SOCIAL MEDIA

Gefühlt sprach die ganze Welt über Instagram, nur ich hatte keinen blassen Schimmer, was damit eigentlich gemeint war. Noch während einer Veranstaltung als Dragqueen hatte ich die Faxen dicke und meldete mich an, das war im Mai 2015. Ich fing an, Beiträge zu posten, und bin schnell auf 2000 Follower*innen gekommen. Erst machte es mir Riesenspaß, für Gracia diese Plattform zu nutzen. Aber relativ bald stellte ich fest, dass ich anfing, mich mit anderen Dragqueens zu vergleichen. Ich merkte, dass Reichweite zu einer Währung wurde, die eine Aussage darüber traf, wie beliebt und bekannt ich war.

Gracias Goldene Regel

Es ist keine gute und gesunde Herangehensweise, die eigene Beliebtheit mit der von anderen zu vergleichen. Man kann auch künstlerischen Output nicht vergleichen. Jeder Mensch, jede künstlerische Ausdrucksform steht für sich.

Ich versuchte, es mir schönzureden, indem ich mir einredete, dass es zum Business gehört. Allerdings stieß ich an meine Grenzen, den Account weiter auszubauen. Mir fehlte die Lust, weitere Beiträge zu erstellen. Mein Real Life war mir wichtiger. Und dann kam Corona, und das Real Life brach von heute auf morgen weg. Gracia hatte keine Auftritte mehr auf der Bühne und ich fiel erst einmal in ein Loch. Nicht nur war ein großer Teil meiner Freizeit beschnitten, auch meine Gemeinschaft mit den anderen Dragqueens ging aufgrund des Social Distancings ein. Also kam meine Dragqueenkollegin Nicci auf die glorreiche Idee, dass wir uns in Videos auf Facebook und Insta präsentierten. Wir alle waren Feuer und Flamme und machten sofort bei der *Pass-the-Brush-Challenge* mit: Einem Mann wird ein Puderpinsel zugeworfen, mit dem er die Kamera einpudert und im nächsten erscheint er als Dragqueen.

Ich schlug vor, dass ich die Videos aller Dragqueens sammelte, um sie mit meinem Schnitt-Programm zu bearbeiten und den Track zu hinterlegen. »Nee, ich schneide es selbst, es gibt eine supergute App fürs Handy!«, sagte Ivy von der Drag-Invasion. Das machte mich neugierig, und ich erfuhr, dass Ivy von TikTok sprach. Von dieser App hatte ich auf dem Pausenhof schon gehört, mich aber nicht weiter damit beschäftigt. Okay, ich gebe es zu, es hat ein bisschen gedauert, bis ich gecheckt habe, dass TikTok so etwas wie Insta nur mit Video ist.

Ich dachte zuerst, dass TikTok eine Video-Bearbeitungsapp für das Smartphone sei, und war zunächst total irritiert, dass ich andere Videos sehen konnte, die nicht von mir waren!

Als ich meinen Account weiter einrichtete und erste Videos hochlud, merkte ich, dass ich auch Follower*innen erreiche, mit denen ich nicht direkt vernetzt war. Erst einmal machte ich nur Playbacks, den Mund bekam ich noch nicht auf.

Wie jede Woche war ich auch an jenem Samstag bei meiner Oma, die für mich hin und wieder kocht, um sich für meine Hilfe im Alltag und Haushalt zu bedanken. Während sie in der Küche zugange war, lief Heintje, und das fand ich so herrlich, dass ich daraus ein Video machte. Mir war schon bewusst, dass ich dafür nicht viele Likes bekommen würde, aber darauf war ich auch nicht aus. Dafür bekam ich zu diesem Video zum ersten Mal einen unangemessenen Kommentar: »Mama Söhnchen.« Das traf mich! Heute würde ich darüber lachen und den Kommentar löschen, doch damals regte ich mich auf. Was fiel diesem Honk denn ein? Sie kannte mich doch gar nicht, schon gar nicht die Umstände, die zu dieser Situation geführt hatten! Ich hatte so eine Wut, dass ich zum ersten Mal einen Videokommentar drehte, indem ich erklärte, dass hier nicht meine Mutter, sondern meine Großmutter zu sehen ist, und erzählte, dass ich mich um sie kümmere. »Ich verbitte mir solche Kommentare«, sagte ich ganz klar, dabei ließ ich meinem Ärger freien Lauf. Als ich das nächste Mal die App öffnete, erwartete ich nicht viel – und siehe da: fast 40 000 Klicks. Ich war baff.

Wenn ich mehr Leute erreichen möchte, muss ich also den Mund aufmachen. Das war genau das, was ich wollte.

Da ich die Zeit während Corona auch dafür nutzte, um in mich zu gehen und die letzten Jahre Revue passieren zu lassen, ging ich meinem ersten Impuls nach: Ich erzählte, warum ich mich als schwuler Lehrer in der Schule geoutet habe. Das ging richtig durch die Decke. Im nächsten Video erklärte ich, warum ich mich als Mann schminke. Und so fing meine TikTok-Karriere an. Auf einen Schlag hatte ich 300 000 Follower*innen. Ich habe so viel Spaß daran, Videos zu machen, in Kontakt mit der Community zu treten und Aufklärung zu betreiben, dass ich immer weiter Videos produzierte und nach drei Monaten schon den beliebten blauen Haken erhielt. Danach ging es richtig los: Innerhalb des nächsten Jahres kamen weitere 400 000 Follower hinzu, und ich hatte 650 000 Follower*innen. Spannend daran finde ich, dass ich durch die Algorithmen die Möglichkeit habe, Menschen zu erreichen, die mich sonst nicht gefunden hätten. Deshalb ist der Austausch immer spannend und lebhaft.

Was ist eigentlich ein Algorithmus?
Das bedeutet, dass nicht der neueste Post oder Beitrag angezeigt wird, sondern das, was du siehst, wird durch deine Klicks im Netz und deine vergebenen Likes gesteuert.

Der Algorithmus bei Insta ist ein anderer als bei TikTok:

- Bei **TikTok** kann man sehr schnell eine große Reichweite aufbauen, wenn man ein Thema gefunden hat, das bei anderen gut ankommt. Allerdings haben sich durch Auflagen die Datenschutzrichtlinien verschärft, weshalb es heutzutage schwieriger ist, schnell eine große Reichweite aufzubauen.
- Bei **Instagram** ist es schwieriger, Menschen zu erreichen, die dir nicht aktiv folgen. Hashtags funktionieren bei Insta, bei TikTok nicht.

Was ist eigentlich Datenschutz?
Sobald du dich im Internet bewegst, hinterlässt du Spuren: Zum Beispiel, wenn du Webseiten anklickst, deine Adresse bei einem Online-Shop hinterlegst, einen Flug buchst und dafür eine Kreditkarte verwendest. Der Datenschutz reguliert, dass deine Daten nicht missbraucht und weiterverarbeitet werden.

Nach über einem Jahr auf TikTok wurde ich zur Zielscheibe eines Shitstorms – dem ersten in meinem Leben. Es waren drei TikToker anderer Glaubensrichtung, die sich zusammengeschlossen hatten und gemeinsam gegen mich und meine Einstellungen schossen. Sie erklärten in ihren Videos, dass das, was ich mache, nicht in Ordnung sei, bedrohten und beschimpften mich auf eine Weise, die unter die Gürtellinie ging. Dieser Shitstorm beschäftigte mich sehr und griff mich persönlich an – es war nicht daran zu denken, das Handy mal aus der Hand zu legen. In dem Moment checkte ich, dass meine Social-Media-Aktivitäten zu viel Raum eingenommen hatten und ich Abstand brauchte. Es hat mich richtig fertiggemacht.

> **Gracias Goldene Regel**
> Sobald sich jemand auf dich einschießt – egal wer, egal wo, egal wann: Geh einen Schritt zurück, versuch, den Kopf freizukriegen, mach etwas anderes. Du musst dich dem nicht aussetzen.

Als Erstes habe ich den Rhythmus gedrosselt: Während ich davor mindestens ein Video am Tag gepostet hatte, zog ich mich für zwei Wochen zurück. Danach berappelte ich mich, und es ging schnell wieder bergauf, sodass ich auch den alten Rhythmus wiederfand, was ungefähr ein dreiviertel Jahr so weiterlief. Meine Follower*innenschaft wuchs und wuchs, auch auf Insta kamen unheimlich viele neue dazu – und ich wollte sie alle bedienen. Bis mir die Kraft ausging. Das trug sich in den Sommerferien zu, als ich eigentlich gar nicht mal so viel um die Ohren hatte. Trotz allem brauchte ich eine Pause, und zwar nicht nur von meinem Beruf, sondern auch von Social Media.

> **Gracias Goldene Regel**
> Sobald du merkst, dass dir die Puste ausgeht: Nimm dir eine Pause. Social Media ist ein Krafträuber und beansprucht uns auf eine Weise, die wir vielleicht erst im Nachhinein spüren, wenn es zu spät ist und wir uns schon ausgelaugt fühlen.

Ich hatte das Bedürfnis, mich zu entgiften, weil es mich so in den Bann gezogen hat. Und natürlich brach der Hate auch nicht ab: Dadurch, dass ich immer mehr Menschen erreichte, waren auch mehr dabei, die sich durch mich und mein Selbstbewusstsein provoziert oder angegriffen fühlen. Immer wieder kamen unangemessene, verletzende Hate-Kommentare, die ich nicht einfach ausblenden konnte. Ich las nicht alle Kommentare, aber viele, denn ich wollte ja auch, dass Konsequenzen gezogen wurden – ein solches Benehmen ist doch unerträglich! Deshalb war und ist es mir wichtig, Kommentare zu löschen, damit auch andere in meiner Community sie nicht lesen müssen; ich blockierte Profile, damit sie meine Beiträge nicht mehr sehen können. Ich bin aber auch dazu übergegangen, strafrechtlich gegen diejenigen anzugehen, die mich unter der Gürtellinie angreifen, in diesen Fällen erstatte ich online Anzeige.

Das alles hat mich Energie gekostet, negative Energie.

Was ist Hate Speech?

Hate Speech sind Hasskommentare, die zum Ziel haben, die Person, die den Beitrag verfasst hat, zu diskriminieren, lächerlich zu machen, zu bleidigen oder zu erniedrigen. Meistens sind Personen oder Personengruppen betroffen, die offen über ihre sexuelle Identität oder Geschlechtsidentität sprechen, einem bestimmten Geschlecht oder einer bestimmten Ethnie angehören oder eine bestimmte Haltung vertreten.

Mit wachsender Reichweite und Erfahrung in Bezug auf Hate Speech wurde mir klar, dass ich diesen Account auf keinen Fall stilllegen wollte. Ich wollte mich nicht von der Welle des Hasses überrollen lassen. Die Verantwortung, die damit einhergeht, wurde mir in diesem Moment bewusst. Also entschied ich mich, diese Hasskommentare vor laufendem Publikum in der Luft zu zerreißen und ihnen mit einer gewissen Gelassenheit und auf humorvolle Art zu begegnen. Das tat mir und meinen Follower*innen gut, es sind sogar weitere dazugekommen.

Gracias Goldene Regel

Mein oberstes Gebot ist, das Gegenüber nicht zu beleidigen!

Ich habe sie eher hopsgenommen und die Verfasser*innen dieser Kommentare schlecht aussehen lassen. Manchmal bewirken meine Videos auch etwas, und die Kommentare wurden wieder gelöscht. Ein nicer Move, denn Selbsterkenntnis ist der erste Schritt zur Besserung – wie es doch so schön heißt. Natürlich war der Kommentar schon in der Welt und viele Menschen, einschließlich mir, haben ihn gelesen – aber was gibt es Besseres, als wenn man sieht, dass man dazu anregen konnte, umzudenken?

»Du F***!«
»Aha, du bezeichnest mich gerade als ein weibliches Geschlechtsteil, das freut mich ja! Bekanntermaßen stehen ja viele Männer auf das weibliche Geschlechtsteil – du offensichtlich auch. Das heißt: Du findest mich toll, weil du mich ja damit gleichsetzt! Das freut mich, aber ich habe bad news für dich: Leider bist du so gar nicht mein Typ, ich stehe auf Männer mit Niveau.«
Bäm.

Für mich klang das schlagfertig! Natürlich ist mir das nicht ad hoc eingefallen, als ich den Kommentar gelesen habe. Meine erste Reaktion war: Ärger. Wut. Mit diesen Gefühlen im Magen kann man gar nicht schlagfertig reagieren – für Schlagfertigkeit ist Leichtigkeit nötig. Und um sich leicht und kreativ zu fühlen, muss man sich sicher fühlen. Mit Wut im Bauch ist das nicht der Fall, weil das die Reaktion auf den Angriff ist – ein Angriff, der genau das bewirken soll: Unsicherheit.

Das Gefühl der Wut ist nachvollziehbar und hat seine Berechtigung. Im zweiten Schritt ist es wichtig, das Gefühl wahrzunehmen und anzuerkennen – nur so kannst du die Wut auch wieder ziehen lassen. In dem Moment kommen dann solche Ideen wie meine Replik an den Herrn, der mich F* genannt hat.

Gracias Goldene Regel
Falls du Wut im Bauch hast, solltest du dir erst einmal Gedanken machen. Und ich finde, du kannst dir auch Zeit nehmen, um dir sehr, sehr viele Gedanken zu machen.

Natürlich ist es im Real Life oft unmöglich, erst einmal sacken zu lassen, was dein Gegenüber gesagt hat, um dann gekonnt zu reagieren. Aber so what, dann ist das so! Dafür hast du – wenn du das möchtest – so viele Möglichkeiten in den sozialen Netzwerken, um dich einzubringen. Das Gute daran ist: Hier lesen auch andere Menschen mit und sehen, wie du für dich einstehst. In der Face-to-Face-Begegnung wäre das »nur« der Aggressor gewesen – und wer weiß: Mit etwas Übung und viel Selbstempathie wird dir vielleicht auch ein lustiger Spruch einfallen, wenn du direkt mit einer solchen Situation konfrontiert wirst.

DER SOCIAL-MEDIA-FÜHRERSCHEIN

Ich bin während der Corona-Lockdowns auf Social Media gekommen und hängen geblieben, aber das Maß habe ich bewusst reduziert, weil ich in eine solche Abhängigkeit geraten bin – in Bezug auf die Kommentare, Likes, immer noch mehr Videos anschauen, Vergleichen mit anderen –, dass es sich als richtige Befreiung anfühlte, als ich mir eine zwölfwöchige Auszeit genommen hatte. Bei der Auszeit ist es nicht geblieben, doch inzwischen sehe ich es als Ergänzung zu meiner Aufklärungsarbeit.

30 Prozent: Menschen, die mich um Hilfe bitten

20 Prozent: Hate-Kommentare

50 Prozent: positive Rückmeldungen

Menschen, die sich respektlos verhalten – egal, ob off- oder online –, müssen die Konsequenzen ihres Verhaltens spüren. Und deshalb ist es dein gutes Recht, gegen all das vorzugehen, das deine Würde verletzt – die by the way im ersten Artikel des Grundgesetztes verankert und die Basis für unser Miteinander ist: **Die Würde des Menschen ist unantastbar.** In der Charta der Grundrechte der Europäischen Union heißt es ebenfalls in Artikel 1: **Die Würde des Menschen ist unantastbar. Sie ist zu achten und zu schützen.**

Das heißt: Sie ist in keinem Fall verhandelbar, weil alle Menschen gleich sind. Die Würde ist nie, nie, nie von Faktoren abhängig, die deine Identität ausmachen. Niemand darf aufgrund seiner sexuellen Orientierung, der Geschlechtsidentität oder äußerlichen Erscheinung in seiner Würde angegriffen werden. Und deshalb ist es wichtig, dass du die Polizei einschaltest, sobald du dich in deiner Würde angegriffen fühlst. Es ist ein Verstoß gegen das Gesetz, und die Justiz ist dafür zuständig, dass der Fall verfolgt wird.

Die meisten Drohungen können nicht von der Polizei nachverfolgt werden. Leider ist das so, das liegt am Datenschutz. Aber bitte verzweifelt nicht daran, wenn ihr keine »echten« Erfolge seht. Für mich ist es schon ein Erfolg, wenn die Drohungen regelkonform erfasst werden und Eingang in die Statistiken finden. Diese Statistiken werden veröffentlicht und halten der Gesellschaft den Spiegel vor – sie belegen, dass es Probleme gibt und wo sie liegen.

Das gilt auch für Übergriffe offline: Falls du auf offener Straße beleidigt oder körperlich angegriffen wirst: Geh zur Polizei! Du kannst auch online Anzeige erstatten.

Es ist frustrierend, wenn man etwas zur Anzeige bringt, und es geschieht nichts – der*die Täter*in ist fein raus und kommt ohne Konsequenzen davon. Vielleicht hilft dir aber der Gedanke, dass etwas vorangeht und sich auf politischer Ebene etwas ändert, wenn sie es schwarz auf weiß in der Statistik stehen haben. Deine Anzeige hat sich gelohnt, weil dadurch der Angriff verzeichnet und erfasst wird. Die Statistik zeigt der breiten Bevölkerung, dass es Hass und Diskriminierung gibt. So hast du dafür gesorgt, dass man dieses Problem ernst nimmt.

Alle wissen, dass die Dunkelziffer immer wesentlich höher ist als die Statistik. Deshalb: Wenn dir die Kraft fehlt und du dich nicht in der Lage fühlst, den Vorfall bei der Polizei zu melden, dann ist das auch in Ordnung. Mach dir keinen Druck. Die Hauptsache ist, dass du es gut verkraftest.

Gracias Goldene Regel

Wenn dir etwas passiert, bring es zur Anzeige – nicht nur in Real Life, sondern auch in Social Media.

SO KANNST DU AUF HATE SPEECH[31] REAGIEREN:

1. **Counterspeech:** Am besten nicht im Affekt reagieren, erst einmal kurz Abstand nehmen, ablenken. Stell dir vor, dass es einzelne Menschen sind (nicht die ganze Welt ist gegen dich!). Du hast zwei Optionen: Nicht reagieren – oder die weiteren Schritte befolgen. Hol deine Verbündeten ins Boot und erklärt zusammen dem*der Verfasser*in die Faktenlage – in einem nüchternen, sachlichen Ton.
2. **Beiträge melden:** Siehe die Anleitungen im Kasten nebendran.
3. **Personen blockieren:** Siehe die Anleitungen im Kasten nebendran.
4. **Dokumentieren:** Mach Screenshots von den Kommentaren
5. **Anzeigen:** Überlass die Nachverfolgung der Kommentare der Justiz.

Menschen suchen gern nach Fehlern bei anderen. Warum ist das so? Weil sie selbst denken, man darf keine Fehler machen, und natürlich machen sie es ohne Ende – hey, wir sind doch alle nur Menschen. Vielleicht hängt es mit einem geringen Selbstwertgefühl zusammen, vielleicht suchen sie Anerkennung, sind neidisch auf das, was du tust oder whatever. Es gibt viele Gründe und eigentlich muss man nicht seine Zeit damit vergeuden, es verstehen zu wollen. **Man weiß es nicht.** Das Einzige, was du tun kannst, ist, es anders zu machen.

> **Gracias Goldene Regel**
> Such nicht immer bei anderen nach Fehlern – oder Mängeln –, sondern versuche vielmehr, das zu schätzen, was sie von sich zeigen.

Wenn du großzügig über Fehler hinwegsiehst, wirst du vielleicht irgendwann Menschen treffen, die dich genauso behandeln. Wenn dieser Moment gekommen ist, weißt du: Bei diesen Menschen kann ich bleiben, hier fühle ich mich wohl.

Wie kann ich einen Beitrag melden oder ein Profil sperren lassen?

Instagram

- **Kommentar melden:** Klicke auf die Antwort, die du sperren lassen möchtest. Es erscheint ein blauer Balken mit einer Sprechblase auf der rechten Seite. Wenn du darauf klickst, erscheint ein Menü, auf dem du den Grund spezifizieren kannst: Klicke auf »Hassrede oder -symbole«, wenn zu Gewalt aufgerufen wird, oder auf »Mobbing und Belästigung«, wenn du beleidigt wurdest. Im nächsten Schritt kannst du den Account der Person angeben, die angegriffen wurde. Instagram kümmert sich um die weiteren Schritte.
- **Account melden:** Klicke auf die drei Punkte auf dem Profil: »Melden« → »Konto melden«. Wenn dich diese Person belästigt und beleidigt, wähle aus »Postet Content, der nicht auf Instagram sein sollte«, danach fächert sich wieder das Menü auf wie bei »Kommentar melden«.

TikTok

- **Kommentar melden:** Gehe zum Video, tippe auf »Kommentare« und wähle den Kommentar aus – bleibe darauf, bis das Menü aufploppt. Wähle »Melden« aus. Klicke auf »Belästigung oder Mobbing« oder »Hassrede«. Auf diese Weise kann der Kommentar entfernt werden.
- **Account melden:** Gehe auf das Profil und tippe auf die drei Striche, die sich oben rechts befinden. Im aufgeploppten Menü wählst du »Melden«, dann »Konto melden«, dann »Posten von unangemessenen Inhalten«, weiter »Belästigung oder Mobbing« oder »Hassrede«, wähle anschließend aus, wer angegriffen wurde.

Wenn du magst, kannst du deine Social-Media-Accounts dafür nutzen, um dich zu zeigen. Neben den Schattenseiten gibt es viele schöne Möglichkeiten, sich mit Gleichgesinnten zu verbinden, sich auszudrücken, Videos oder Texte zu posten, die man gerne in die Welt setzen möchte. Wir sind alles Menschen und wir wollen – und dürfen – gesehen werden. Lasst es uns feiern und es uns nicht durch die Hater vermiesen. Weil: Haters gonna hate, wir lassen sie haten, machen unser Ding und feiern es ab. Noch ein letzter Tipp von mir:

Gracias Goldene Regel

Mach dich niemals von Follower*innenzahlen abhängig.

Es ist nicht mein Ziel, besonders viele zu erreichen, sondern bei denen, die ich erreiche, etwas zu bewegen. Man ist nicht erfolgreich aufgrund einer Zahl – was habe ich davon, wenn ich eine Million Follower*innen habe, die gar nicht meine Videos anschauen.

Die Gefahren von Social Media

Die Apps sind darauf ausgerichtet, dass das Belohnungssystem aktiviert wird. Das ist der gleiche Bereich, der sonst bei Essen, Trinken, Sex, Geld oder auch Drogenkonsum aktiv ist.

Sobald Ihr Kind etwas postet, das gelikt wird oder selbst etwas likt, schüttet das Gehirn Dopamin aus und verlangt nach mehr sozialer Belohnung – es gaukelt Ihrem Kind vor, dass nach jedem Post ein weiterer Post wartet, der lebensverändernd sein könnte.

Social-Media-Nutzung kann zur Sucht ausarten, muss es aber nicht. Trotzdem sind folgende Konsequenzen wissenschaftlich belegt: schlechter Schlaf, schlechtere Schulnoten, innere Unruhe und Nervosität. Das kommt daher, dass sich die Nutzer*innen keine Pause nehmen, sondern ihr überstrapaziertes Gehirn weiter mit Inhalten füttern, anstatt sich auszuruhen und alle Eindrücke zu verarbeiten – auch die außerhalb von Social Media.[32]

- Ihre Kinder sind noch nicht in der Lage, das System dahinter zu erkennen. Sie merken zwar, dass sie den ganzen Tag auf TikTok oder Insta abhängen, aber sie können nicht abschätzen, was es mit ihnen macht. Es hat Folgen für die Aufmerksamkeitsspanne: Wenn sie ein Video langweilig finden, wischen sie es einfach nach oben. Das heißt, dass sie sich nicht auf Inhalte einlassen und länger verweilen müssen. Damit schleift sich eine Gewohnheit ein: Interessiert mich nicht, weg damit. Aber es ist wichtig, und das sage ich als Lehrer, dass Kinder auch im außerschulischen Bereich lernen, sich auf etwas einzulassen, das länger als die drei Minuten eines Reals (→ ein TikTok- oder Instagram-Video) dauert. Damit trainieren sie ihre Aufmerksamkeit, vertiefen sich in einen Bereich, den sie wirklich interessiert und entwickeln auf diese Weise ihre Interessen weiter. Nur wenn man sich ausführlich mit einer Sache beschäftigt, kann man auch tiefe Zufriedenheit erleben. Das gelingt nicht, wenn man sich von einem dreiminütigen Video zum nächsten hangelt. Das ist nicht nur für die Schule und den Schulabschluss wichtig, sondern auch später in beruflicher Hinsicht.
- Als Elternteil registrieren Sie, wie lange Ihr Kind am Handy ist. Natürlich haben Sie nicht immer den Überblick, wo Ihr Kind gerade ist – und das ist auch in Ordnung. Wenn Sie merken, dass sich Ihr Kind im Sog befindet und Sie es auffordern, das Handy wegzulegen, wird es mit sehr hoher Wahrscheinlichkeit genervt sein und alles tun, um weiter darauf herumzudaddeln. Hier ist es wichtig, Ihrem Kind vor Augen zu halten, dass Sie etwas erkennen, was Ihr Kind nicht erkennen kann, weil es nicht merkt, in welchem Sog es sich befindet. Es braucht jemanden von außen, der sagt, dass man das Ding mal zur Seite legen soll.* Vielleicht kennen Sie es auch von sich selbst. Ich zum Beispiel werde stets von meinem Mann zurechtgewiesen, wenn ich mal wieder auf TikTok hängen bleibe.
- Ihr Kind wird Ihnen für Ihren Hinweis nicht dankbar sein. Es ist wichtig, dass Sie diesen Konflikt aushalten und auf Ihrem Standpunkt beharren. Irgendwann wird Ihr Kind selber merken, dass

* Für alle, die weitere Hilfe suchen, ist Pro Familia eine erste Anlaufstelle.

es ihm nicht guttut, so viel Zeit auf den Plattformen zu verbringen. Halten Sie durch, es ist schwierig und eine Herausforderung, hier eine gute Mischung zu finden. Es ist ein tägliches Ausloten. Sehen Sie es nicht als Kampf, sondern als Versuch, einen gemeinsamen Weg zu finden.

Inzwischen gibt es auch Beschränkungen, weil der Jugendschutz Forderungen gestellt hat: Es gibt Sperren bei 12 und 16 Jahren, ab 18 darf man alles sehen. Nachdem TikTok durch die Decke gegangen ist und bei Kindern und Jugendlichen so beliebt wurde, mussten diese Maßnahmen zum Schutz der Jugendlichen ergriffen werden.

Hefte raus, Abschlusstest! Nein, Spaß beiseite, ich will nicht eure Pronomen abfragen oder euch im Gendern testen. Hier geht es natürlich wieder ganz um euch und eure Entwicklung. Wir haben in diesem Kapitel thematisiert, wie du dich entfalten kannst – und dass jeder Ausdruck dich auch angreifbar macht, weil du sichtbar wirst. Lass uns deine Stimme stärken, damit du dich dem Gegenwind stellen und ganz du selbst sein kannst, mit all deinen Talenten, Wünschen und Bedürfnissen.

MODE

- In welcher Kleidung fühlst du dich am wohlsten?
- Wie würdest du deinen Stil beschreiben?
- Wenn du dir dein Traumoutfit für eine Gala zusammenstellen müsstest – wie sähe es aus?
- Welche Farben magst du an dir?
- Magst du es, dich zu schminken? Hast du Lust, es auszuprobieren?
- In welcher Farbe würdest du deine Nägel lackieren – oder wenn du bereits deine Nägel lackierst: Welche Farbe wählst du als Nächstes?

KREATIVITÄT

- Denkst du in Bildern oder Wörtern?
- Wenn du in Bildern denkst, male deinen derzeitigen inneren Zustand in dein Journal.
- Wenn du in Wörtern denkst: Beschreibe deinen inneren Zustand.
  ⇨ Malt oder schreibt einfach drauflos, ohne euch Gedanken zu machen, ob es »richtig« ist, was ihr schreibt oder malt. Versucht, eure*n innere*n Kritiker*in mal auszublenden, nur für ein paar Minuten!

- Denk darüber nach, was du als Kind richtig gerne mochtest und bei welcher Tätigkeit du versunken bist. Vielleicht ist es etwas, womit du dich wieder beschäftigen möchtest? Ein Seidentuch bemalen, eine kleine Geschichte schreiben, Mandala malen, ein Lied auf dem Klavier komponieren …

ANHANG

DANKSAGUNG

Ich danke
für ein Leben voller Wärme und Liebe
meinem Mann,
meiner Mutter,
meiner Schwester posthum,
meiner Moma,
Luisa,
Lorenz
und allen anderen Familienmitgliedern.
Außerdem bin ich voller Dankbarkeit
für die Unterstützung zu diesem Projekt
Ariane Novel.

QUELLENVERZEICHNIS

1 Julia Henchen: *Lustfaktor.* Mvg 2022, S. 18

2 https://de.wikipedia.org/wiki/Maslowsche_Bedürfnishierarchie

3 https://www.sexuelle-gesundheit.ch/themen/sexualitaet-und-sexuelle-orientierung

4 Brill / Pepper: *Wenn Kinder anders fühlen.* Reinhardt 2016, S. 18 f.

5 Rauchfleisch, Ermann, Huber: *Sexuelle Identitäten im therapeutischen Prozess. Zur Bedeutung von Orientierungen und Gender,* S. 21 f.

6 https://queer-lexikon.net/glossar

7 https://en.wikipedia.org/wiki/Closeted

8 https://queer-lexikon.net/2017/06/15/ally/

9 Siehe dazu das Video von Mai Thi Nguyen-Kim: »Wie viele Geschlechter gibt es?«, https://www.youtube.com/watch?v=8fraZlsmCio, zuletzt aufgerufen am 24.02.2023

10 Siehe Nguyen-Kim: »Wie viele Geschlechter gibt es?«

11 Emily Nagoski, *Komm, wie du willst.* Knaur 2015, S. 37 ff. + Stefan Timmermann: »Junge queere Menschen«, in: *Report Psychologie* 2/2023, S. 7

12 https://de.wikipedia.org/wiki/Geschlechterrolle

13 Siehe Nguyen-Kim: »Wie viele Geschlechter gibt es?«

14 Isabell Bock: »Wir sollten Menschen so annehmen, wie sie angenommen werden möchten«, in: *Report Psychologie* 2/2023, S. 30.

15 Stefan Timmermann: »Junge queere Menschen«, in: *Report Psychologie* 2/2023, S. 10

16 Isabell Bock: »Wir sollten Menschen so annehmen, wie sie angenommen werden möchten«, in: *Report Psychologie* 2/2023, S. 28–31.

17 https://de.wikipedia.org/wiki/Transsexuellengesetz

18 https://www.hanisauland.de/wissen/lexikon/grosses-lexikon/p/privatsphaere

19 https://www.deutschlandfunk.de/stonewall-aufstand-in-new-york-50-jahre-homosexueller-stolz-100.html

20 Linda Becker und Julian Wenzel: *Was ist eigentlich dieses LGBTIQ*?,* migo 2021, S. 12.

21 https://queer-lexikon.net/pride-flags

22 https://de.wikipedia.org/wiki/Romantische_Orientierung + https://queer-lexikon.net/glossar/

23 https://www.regenbogenportal.de/glossar?tx_dpnglossary_glossary%5Baction%5D=show&tx_dpnglossary_glossary%5Bcontroller%5D=Term&tx_dpnglossary_glossary%5Bterm%5D=2&cHash=ac4928d69ea04fc1d82994d777bdb9fd

24 Marvin Ku: »Jetzt mal Nägel mit Köpfen«, in: *Süddeutsche Zeitung Magazin,* 3. Februar 2023

25 Ebd.

26 https://queer-lexikon.net/2017/06/08/travestie/

27 https://queer-lexikon.net/2017/06/15/cross-dressing/

28 https://de-academic.com/dic.nsf/dewiki/350996

29 Ebd.

30 Gaydar: https://mag.dbna.com/leben/forscher-gaydar-gibt-es-nicht-11869#
Achselschweiß: https://mag.dbna.com/koerper/achselschweiss-schwule-koennen-sich-riechen-1214

31 https://www.lpb-bw.de/hatespeech

32 https://www.dw.com/de/psychologie-so-belohnt-instagram-unser-gehirn/a-49930845

ANLAUF- UND BERATUNGSSTELLEN

BUNDESWEIT

dgti

Deutsche Gesellschaft für Transidentität und Intersexualität. Beratungsstelle für Transidentität. Transsexualität, Transgender und Trans*.
Adresse: www.dgti.org9

Trans – ja und?

Projekt für Empowerment und gegen Diskriminierung von jungen Trans*.
Adresse: www.transjaund.de/

Transkids.de

Die Aktivistin Julia Monro bietet über das Projekt Transkids.de allen Ratsuchenden Informationen zum Thema Transidentität und stellt Eltern und Pädagog*innen eine Plattform zur Verfügung, um sich darüber austauschen und vernetzen zu können.
Adresse: julia-monro.de/transkids-de/

Ach, so ist das?!

Comicreportagen und Workshops rund um lesbische, schwule, bisexuelle, trans*, inter* und queere Lebensweisen.
Adresse: www.achsoistdas.com

Antidiskriminierungsstelle des Bundes

Fachlich unabhängige Anlaufstelle beim Bundesministerium für Familie, Senioren, Frauen und Jugend für Menschen, die von Diskriminierung betroffen sind. Jeder Mensch kann sich an diese Stelle wenden und beraten lassen.
Adresse: www.antidiskriminierungsstelle.de

FTM-Portal

Größtes deutschsprachiges Forum von und für Transmänner und transmännliche Personen.
Adresse: forum.ftm-portal.net

Genderdings

Website für Jugendliche und junge Erwachsene mit Informationen rund um die Themen geschlechtliche und sexuelle Vielfalt sowie zu Hass im Netz und Gegenstrategien.
Adresse: genderdings.de

Intersexuelle Menschen e.V.

Vernetzung, Förderung und Unterstützung von Selbsthilfegruppen für inter* Menschen. Bietet auch Peerberatung, bei der inter* Personen kostenfrei andere Inter* und Eltern von inter* Kindern beraten.
Adresse: im-ev.de

In & Out Jugendberatung

Beratungsstelle des Jugendnetzwerks Lambda für Jugendliche und junge Erwachsene. Lesbische, schwule, bisexuelle, queere, trans* und genderqueere Jugendli-

che und junge Erwachsene sowie zwei Psycholog*innen beraten per E-Mail, Chat, Brief, Telefon und persönlich (in Berlin).
Adresse: lambda-online.de/aktiv-werden/peersupport

Jugendnetzwerk Lambda e.V.
Bundesweites Jugendnetzwerk von und für junge lesbische, schwule, bisexuelle, queere und trans* Menschen. Die sechs Landesverbände (Nord, Berlin-Brandenburg, Sachsen-Anhalt, Mitte-West, Bayern und Baden-Württemberg) organisieren Aufklärungs-, Bildungs-, Beratungs- und Freizeitangebote.
Adresse: lambda-online.de

Mein Geschlecht
Online-Portal mit Infos, Materialien und Anlaufstellen von und für inter*, trans* und genderqueere Jugendliche und junge Erwachsene.
Adresse: www.meingeschlecht.de

pro familia
Informationen, Bildungs- und Beratungsangebote zu Sexualität, Liebe, Beziehungen und Familienplanung in regionalen Beratungsstellen. Onlineberatung unter profamilia.sextra.de (für Jugendliche und Erwachsene) und sexundso.de (für Jugendliche).

Queer Lexikon
Online-Anlaufstelle für schwule, lesbische, bisexuelle, asexuelle, aromantische, trans*, inter*, polyamouröse, questioning und queere Jugendliche und jungen Erwachsene.
Adresse: queer-lexikon.net

Regenbogenportal
Das Regenbogenportal ist ein Projekt des Bundesministeriums für Familie, Senioren, Frauen und Jugend und stellt Wissen zu gleichgeschlechtlichen Lebensweisen und geschlechtlicher Vielfalt für Jugendliche und Erwachsene in Form von Artikeln und Videos bereit.
Adresse: www.regenbogenportal.de

SMJG e.V.
Infos, Austausch- und Vernetzungsmöglichkeiten für Jugendliche und junge Erwachsene, die sich für BDSM oder Fetischismus interessieren.
Adresse: smjg.org

Trakine – Trans-Kinder-Netz e.V.
Informationen und Vernetzungsmöglichkeiten für Eltern und Angehörige minderjähriger trans* Kinder sowie für Pädagog*innen, Ärzt*innen und Psycholog*innen, die mit trans* Kindern in Kontakt kommen.
Adresse: trans-kinder-netz.de

Baden-Württemberg
Hier gibt's die Übersicht über Anlaufstellen in Baden-Württemberg und bundesweit als PDF zum Download: https://interventionen.dissens.de/fileadmin/Interventionen/redakteure/Handouts_Jugendliche/Baden-Württemberg_Angebote_für_Jugendliche.pdf

FLUSS e.V.
Workshops zu Geschlecht und sexueller Orientierung für Schulklassen, Jugendgruppen, Vereine, Lehrer*innen u.a. in Freiburg und Umgebung.
Adresse: fluss-freiburg.de

ihs – Initiativgruppe Homosexualität Stuttgart e.V.

Anlaufstelle für Schwule und Lesben in Stuttgart, es gibt auch die schwule Jugendgruppe Königskinder.
Adresse: ihs-ev.de

PLUS e.V.: Psychologische Lesben- und Schwulenberatung Rhein-Neckar

Beratung für lesbische, schwule, bisexuelle, trans*, inter* und queere Menschen in Mannheim und Umgebung, mit unterschiedlichen Gruppen und Beratungsangeboten für Jugendliche und junge Erwachsene.
Adresse: www.plus-rheinneckar.de

Rosa Hilfe Freiburg e.V.

Beratung, Austausch und Freizeitangebote für lesbische, schwule, bisexuelle, trans*, inter* und queere Menschen in Freiburg und Umgebung. Es gibt auch die LGBTQIA+-Jugendgruppe für Jugendliche bis 23.
Adresse: rosahilfefreiburg.de

Schwung e.V.

Gruppen und Veranstaltungen für Schwule in und um Karlsruhe. Es gibt auch eine Jugendgruppe für Jungs zwischen 14 und 27.
Adresse: www.schwung-karlsruhe.de

Tübian

Gruppe für queere Jugendliche zwischen 16 und 28 in Tübingen.
Adresse: tuebian.de

Bayern

Hier gibt's die Übersicht über Anlaufstellen in Bayern und bundesweit als PDF zum Download: interventionen.dissens.de/fileadmin/Interventionen/Bayern_Bildungs-_und_Beratungsangebote.pdf

Aufklärungsprojekt München

Bildungsveranstaltungen zu lesbischen, schwulen, bisexuellen und trans* Lebensweisen für Schüler*innen und Pädagog*innen.
Adresse: www.aufklaerungsprojekt-muenchen.de

diversity München

Selbstverwaltetes Jugendzentrum in München mit Freizeit-, Beratungs- und Bildungsangeboten für lesbische, schwule, bisexuelle und trans* Jugendliche und junge Erwachsene.
Adresse: diversity-muenchen.de

diversity@school

Bildungs- und Aufklärungsprojekt zu sexueller und geschlechtlicher Vielfalt des Vereins diversity München. Teamer*innen sind schwule, lesbische, bisexuelle und trans* Jugendliche und junge Erwachsene.
Adresse: diversity-muenchen.de/de/beratung-aufklaerung/diversityschool

Fliederlich e.V.

Schwul-lesbisches Zentrum in Nürnberg mit zwei Jugendgruppen, Beratungsangeboten und einem Schulprojekt.
Adresse: fliederlich.de

Jugendnetzwerk Lambda Bayern e.V. (lambda::bayern)

Bayerischer Landesverband des bundesweiten Jugendnetzwerks. Organisiert Jugendgruppen in Aschaffenburg, Augsburg, Bayreuth, Ingolstadt, Kempten, München, Ulm, Weiden und Würzburg, sowie Beratungsangebote und das Schulaufklärungsprojekt »Sch(w)ule und Le(s)ben«.
Adresse: www.lambda-bayern.de

Kunterbunt Amberg

Kunterbunt ist eine Gruppe für Jugendliche und junge Erwachsene bis 35 Jahre zum Austausch rund um LGBTQIA+-Themen in Amberg.
Adresse: kunterbunt-amberg.de

LeZ

Lesbisch-queeres Zentrum, das Veranstaltungen wie Podiumsdiskussionen, Stammtische und Ausstellungen organisiert.
Adresse: lez-muenchen.de

LeTRa

Beratungsstelle und Verein für Lesben, queere und im Besonderen trans*-identitäre Menschen. Geflüchtetenhilfe und breites Veranstaltungsangebot.
Adresse: letra.de

Schwules Kommunikations- und Kulturzentrum München e.V. (Sub)

Beratung, Infos und Veranstaltungen für schwule, bisexuelle und trans* Männer in München. Es gibt auch telefonische und persönliche Beratung für Jugendliche.
Adresse: subonline.org

Uferlos e.V.

Unterstützung und Vernetzung für Lesben, Schwule, Bisexuelle und Trans* in Bamberg und Umgebung. Es gibt auch den Uferlos-Treff für alle ab 16.
Adresse: uferlos-bamberg.de

WuF e.V.

Austausch, Vernetzung und Unterstützung für Schwule und Lesben in Würzburg. Es gibt auch die Jugendgruppe DéjàWü.
Adresse: www.wufzentrum.de

Queer*Yourope

Queer*Yourope ist ein Projekt in München zur Unterstützung von Jugendlichen zwischen 14 und 27, die lesbisch, bisexuell, trans*, inter* und/oder queer sind und Rassismus erfahren.
Adresse: jugendarbeit.initiativgruppe.de/jugendarbeit/queer*yourope

Berlin

Übersicht über Anlaufstellen in Berlin und bundesweit als PDF zum Download: interventionen.dissens.de/fileadmin/Interventionen/redakteure/Handouts_Jugendliche/Berlin_Angebote_für_Jugendliche.pdf

ABqueer e.V.

Beratung, Aufklärung und Bildungsveranstaltungen zu sexueller und geschlechtlicher Vielfalt für Schüler*innen, Lehrkräfte, Pädagog*innen und andere Interessierte.
Adresse: abqueer.de

Familienplanungszentrum BALANCE

Beratung, medizinische Hilfe, Sexualpädagogik und Familienplanung für jede Person, unabhängig von Alter, Herkunft, religiöser Ausrichtung, Status, Beeinträchtigung, Geschlechtsidentität und sexueller Orientierung.
Adresse: www.fpz-berlin.de

gleich & gleich

Jugendhilfe und betreutes Jugendwohnen für schwule, lesbische, bisexuelle und trans* Jugendliche.
Adresse: www.gleich-und-gleich.de

queer@school
Workshops zu sexueller und geschlechtlicher Vielfalt in Schulen – die Teamer*innen sind selbst Jugendliche und junge Erwachsene bis 27. Das Projekt gehört zu Lambda Berlin-Brandenburg.
Adresse: queer-at-school.de

QUEER LEBEN
Beratungsstelle für inter*, trans* und queere Menschen jeden Alters, ihre Eltern und Angehörigen.
Adresse: schwulenberatungberlin.de/angebote/queer-leben

Young & Queer
Jugendgruppe und Beratung für lesbische, bisexuelle, trans* und inter* Jugendliche und junge Erwachsene. Young & Queer gehört zur Lesbenberatung Berlin.
Adresse: youngandqueer.de

Brandenburg
Übersicht über Anlaufstellen in Brandenburg und bundesweit als PDF zum Download: interventionen.dissens.de/fileadmin/Interventionen/redakteure/Handouts_Jugendliche/Brandenburg_Angebote_für_Jugendliche.pdf

AndersARTiG e.V.
Brandenburgs größter Dachverband für Lesben, Schwule, Bisexuelle und Trans* mit Beratungsstelle und unterschiedlichen Projekten, u.a. dem Bildungs- und Aufklärungsprojekt »Schule unterm Regenbogen« und der Akzeptanzkampagne »LesBiSchwule T*our«.
Adresse: andersartig.info

Hamburg
Übersicht über Anlaufstellen in Hamburg und bundesweit als PDF zum Download: interventionen.dissens.de/fileadmin/Interventionen/Hamburg_Bildungs-_und_Beratungsangebote.pdf

JungLesbenzentrum
Vernetzung und Austausch im Offenen Treff und in Jugendgruppen für über- und unter 20-jährige lesbische, bisexuelle und queere Frauen und Mädchen.
Adresse: junglesbenzentrum-hamburg.de

mhc e.V. – Magnus-Hirschfeld-Centrum
Umfangreiches Beratungs-, Gruppen- und Freizeitangebot für lesbische, schwule, bisexuelle, queere und trans* Jugendliche und Erwachsene sowie deren Bezugspersonen.
Adresse: www.mhc-hh.de

soorum
Aufklärungsprojekt zu sexueller und geschlechtlicher Vielfalt für Schulklassen, Jugendgruppen, Pädagog*innen und Lehrkräfte. Das Projekt gehört zum Magnus-Hirschfeld-Centrum.
Adresse: www.mhc-hh.de/qualifizierung-und-aufklärung/soorum-aufklärungsprojekt/

Switch
Information und Selbsthilfe für trans*-Menschen in Hamburg.
Adresse: www.switch-hh.de

Hessen
Übersicht über Anlaufstellen in Hessen und bundesweit als PDF zum Download: interventionen.dissens.de/fileadmin/Interventionen/redakteure/Handouts_Jugendliche/Hessen_Angebote_für_Jugendliche.pdf

Antidiskriminierungsstelle im Hessischen Ministerium für Soziales und Integration (HMSI)

»Die Antidiskriminierungsstelle bietet für von Diskriminierung Betroffene ein Erst- und Verweisberatungsangebot an. Das heißt, Menschen, die sich aus rassistischen Gründen, wegen ihrer ethnischen Herkunft, des Geschlechts, der Religion oder Weltanschauung, einer Behinderung, des (Lebens-) Alters oder der sexuellen Identität benachteiligt sehen, können sich vertrauensvoll an die Stelle wenden. Das Angebot ist kostenfrei. Arbeitsgrundlage ist unter anderem das Allgemeine Gleichbehandlungsgesetz (AGG). Es besteht die Möglichkeit, Sachverhalte anonym mitzuteilen.«
Adresse: soziales.hessen.de/integration/antidiskriminierungsstelle-hessen/herzlich-willkommen-bei-der-hessischen

Bunte Nummer

Die Bunte Nummer ist das Coming-out-Beratungsprojekt der Vereine AIDS-Hilfe Wiesbaden und Warmes Wiesbaden und richtet sich an Menschen, die Unterstützung bei der Auseinandersetzung mit ihrer sexuellen Orientierung/Identität benötigen, sowie deren Angehörige.
Adresse: www.buntenummer.de

SCHLAU Wiesbaden

»Ehrenamtliches Antidiskriminierungsprojekt zu den Themen sexuelle Orientierung und geschlechtliche Identität. In Workshops mit Schulklassen, Studierenden und Auszubildenden ermöglichen wir es den Teilnehmenden, mit jungen Menschen ins Gespräch kommen, die selbst lesbisch, bi, schwul, queer und trans* sind, oder mit diesen Themen enge Berührungspunkte haben.«
Adresse: wiesbaden.schlau-hessen.de

Warmes Wiesbaden

Zielgruppe sind Homo-, Bi-, Trans*- und Inter-Personen sowie alle, die sie mögen. Öffentlichkeitsarbeit, Termine, Freizeit, Party, Events, Aktionen und Politik und einem Stammtisch im Café Westend an jedem zweiten Dienstag im Monat.
Adresse: warmeswiesbaden.de

Bar jeder Sicht Beratung

Professionelle Beratung für Lesben, Schwule, Bisexuelle, Transgender und deren Angehörige in Mainz. Das Beratungsangebot wird gefördert von der Stadt Mainz und QueerNet.
Adresse: sichtbar-mainz.de/

KUSS41

Queeres Jugendzentrum in Frankfurt a.M., von und für Jugendliche und junge Erwachsene aller sexuellen Orientierungen und Geschlechtsidentitäten.
Adresse: www.kuss41.de

LIBS – Lesben Informations- und Beratungsstelle e.V.

Austausch, Beratung und Unterstützung für lesbische und bisexuelle Frauen und Trans* in Frankfurt a.M..
Adresse: libs.w4w.net

our generation e.V.

Gemeinnütziger Verein und Anlaufstelle für lesbische, schwule, bisexuelle, trans* und queere junge Menschen zwischen 14 und 27 in Frankfurt a.M. und Umgebung.
Adresse: ourgeneration-ffm.de

SCHLAU Hessen

Landesvernetzung der fünf hessischen Bildungs- und Antidiskriminierungsprojekte zu geschlechtlichen Identitäten und

sexuellen Orientierungen: SCHLAU Darmstadt, SCHLAU Frankfurt, SCHLAU Kassel, SCHLAU Marburg_Gießen und SCHLAU Wiesbaden. Teamer*innen sind junge schwule, lesbische, bisexuelle, asexuelle, trans* und queere Menschen.
Adresse: www.schlau-hessen.de

vielbunt e.V.
Bildungseinrichtung, Unterstützung und Freizeitangebote für lesbische, schwule, bisexuelle, trans* und queere Menschen in Darmstadt und Umgebung. Organisiert auch die queere Jugendgruppe »Farbenfroh«.
Adresse: www.vielbunt.org

Niedersachsen
Übersicht über Anlaufstellen in Niedersachsen und bundesweit als PDF zum Download: https://interventionen.dissens.de/fileadmin/Interventionen/redakteure/Handouts_Jugendliche/Niedersachsen_Angebote_für_Jugendliche.pdf

Andersraum
Zentrum für lesbische, schwule, bisexuelle, trans*, inter* und queere Menschen in Hannover. Hier treffen sich die Jugendgruppen Queere Jugend Hannover, Mixed Pickles, Girl meets Girl und young_frienTS.
Adresse: www.andersraum.de

Onkel Emma
Zentrum und Treffpunkt für lesbische, schwule, bisexuelle und trans* Menschen in Braunschweig. Hier treffen sich die Jugendgruppe Onkel Emma (JOE) für Jugendliche bis 27 und eine Gruppe für HIV-positive junge Menschen.
Adresse: www.onkel-emma.org/

SCHLAU Niedersachsen
Landesvernetzung der acht niedersächsischen Bildungs- und Aufklärungsprojekte zu geschlechtlicher Identität und sexueller Orientierung: SCHLAU Ostfriesland, SCHLAU Ems-Vechte, SCHLAU Oldenburg, SCHLAU Osnabrück, SCHLAU Hannover, SCHLAU Lüneburg, SCHLAU Braunschweig und SCHLAU Göttingen. Die Teams bestehen aus Jugendlichen, die selbst schwul, lesbisch, bisexuell, trans*, inter* oder queer sind.
Adresse: www.schlau-nds.de/

Nordrhein-Westfalen
Übersicht über Anlaufstellen in NRW und bundesweit als PDF zum Download: https://interventionen.dissens.de/fileadmin/Interventionen/redakteure/Handouts_Jugendliche/NRW_Angebote_für_Jugendliche.pdf

anyway
Jugendzentrum für lesbische, schwule, bisexuelle und trans* Jugendliche in Köln, mit einem Café, Jugendgruppen und anonymer Beratung.
Adresse: www.anyway-koeln.de/

GAP
Jugendtreff mit Beratungs- und Freizeitangeboten für schwule, lesbische, bisexuelle und trans* Jugendliche in Bonn und Umgebung.
Adresse: www.gap-in-bonn.de/

PULS
Jugendzentrum für lesbische, schwule, bisexuelle und trans* Jugendliche in Düsseldorf.
Adresse: www.sljd.de/

Queere Jugend NRW
Die Fachstelle Queere Jugend NRW vernetzt und unterstützt die Jugendtreffs für lesbische, schwule, bisexuelle, trans* und queere Jugendliche in NRW. Auf der Homepage gibt es Infos und Links zu den verschiedenen Jugendtreffs und -gruppen in NRW.
Adresse: www.queere-jugend-nrw.de/

Rosa Strippe e.V.
Bei dem Verein Rosa Strippe in Bochum gibt es Jugendberatung, das Café freiRAUM, Freizeit- und Gruppenangebote für lesbische, schwule, bisexuelle und trans* Jugendliche.
Adresse: www.rosastrippe.de/

SCHLAU NRW
Landesverband der 18 SCHLAU-Projekte in NRW: Münster, Bielefeld, Paderborn, Olpe, Siegen, Rhein-Sieg-Kreis, Bonn, Köln, Düsseldorf, Ruhr, Bochum, Dortmund, Gladbeck, Oberhausen, Duisburg, Krefeld, Mönchengladbach und Aachen. Alle SCHLAU-Projekte bieten Bildungs- und Aufklärungsworkshops zu geschlechtlicher und sexueller Vielfalt für Schulen und Jugendeinrichtungen an. Die Teams bestehen aus Jugendlichen, die selbst schwul, lesbisch, bisexuell, trans*, inter* oder queer sind.
Adresse: www.schlau.nrw/

Sunrise
Jugendzentrum mit Beratungsangeboten für lesbische, schwule, bisexuelle, queere und trans* Jugendliche bis 23 in Dortmund.
Adresse: www.sunrise-dortmund.de/

together
Projekt mit Beratungsmöglichkeiten, Cafés, Freizeitangeboten und Jugendgruppen für lesbische, schwule und bisexuelle Jugendliche in Essen, Gelsenkirchen, Mülheim, Krefeld, Dinslaken und Kleve. In Mülheim gibt es auch einen Jugendtreff und Beratung für trans* Jugendliche.
Adresse: www.together-virtuell.de/

Wissen ist Respekt (WiR*)
Bildungs- und Aufklärungsprojekt des Kölner Vereins anyway. Angeboten werden Workshops zu sexueller und geschlechtlicher Vielfalt für Schulklassen und Jugendgruppen. Die Teams bestehen aus Jugendlichen, die selbst schwul, lesbisch, bisexuell oder trans* sind.
Adresse: www.anyway-koeln.de/wissenist-respekt

Saarland
Übersicht über Anlaufstellen im Saarland und bundesweit als PDF zum Download: https://interventionen.dissens.de/fileadmin/Interventionen/Saarland_Bildungs-_und_Beratungsangebote.pdf

LSVD Checkpoint
Informations-, Kommunikations- und Beratungszentrum des LSVD Saar und Treffpunkt für lesbische, schwule, bisexuelle und trans* Personen in Saarbrücken.
Instagram: familie.megalon

Sachsen
Übersicht über Anlaufstellen in Sachsen und bundesweit als PDF zum Download: https://interventionen.dissens.de/fileadmin/Interventionen/Sachsen_Bildungs-_und_Beratungsangebote.pdf

different people e.V.
Chemnitzer Kommunikations- und Beratungszentrum mit breitem Bildungs-, Beratungs- und Gruppenangebot zu Sexualität, Geschlecht und Diskriminierung.
Adresse: www.different-people.de

Liebe bekennt Farbe!
Leipziger Sensibilisierungsprojekt für Schüler*innen ab der 7. Klasse und außerschulische Jugendeinrichtungen zu sexueller und geschlechtlicher Vielfalt.
Adresse: www.rosalinde-leipzig.de

LiebesLeben
Workshops zu sexueller und geschlechtlicher Vielfalt für Schulklassen und Jugendgruppen. Das Projekt gehört zu Gerede e.V.
Adresse: www.gerede-dresden.de

pro familia Sachsen
Informationen und Beratungsangebote zu Sexualität, Liebe und Beziehungen.
Adresse: www.profamilia.de

Que(e)r durch Sachsen
Gemeinsames Projekt von Gerede e.V. und RosaLinde Leipzig e.V. für mobile, psychosoziale Beratung für queere Menschen im ländlichen Raum.
Adresse: www.gerede-dresden.de

RosaLinde Leipzig e.V.
Austausch, Beratung und Freizeitangebote für lesbische, schwule, bisexuelle, queere, trans* und inter* Jugendliche und junge Erwachsene.
Adresse: www.rosalinde-leipzig.de

Sachsen-Anhalt
Übersicht über Anlaufstellen in Sachsen-Anhalt und bundesweit als PDF zum Download: https://interventionen.dissens.de/fileadmin/Interventionen/Sachsen-Anhalt_Bildungs-_und_Beratungsangebote.pdf

Frauenzentrum Weiberwirtschaft
Beratung von Frauen und Mädchen in Konflikt- und Krisensituationen, mit Fragen zu Homosexualität oder Coming-out.
Adresse: www.dornrosa.de

COME IN
Jugendtreff für lesbische, schwule, bisexuelle und trans* Jugendliche im Regenbogencafé des LSVD Magdeburg.
Adresse: www.lsvd-lsa.de

Schleswig-Holstein
Übersicht über Anlaufstellen in Schleswig-Holstein und bundesweit als PDF zum Download: https://interventionen.dissens.de/fileadmin/Interventionen/redakteure/Handouts_Jugendliche/Schleswig-Holstein_Angebote_für_Jugendliche.pdf

HAKI e.V.
Austausch, Beratung und Bildung für lesbische, schwule, bisexuelle, trans*, inter* und queere Menschen. Es gibt mehrere Jugendgruppen und das Bildungs- und Aufklärungsprojekt SCHLAU Kiel.
Adresse: www.haki-sh.de

SCHLAU SH

Landesvernetzung der zwei lokalen SCHLAU Gruppen in Kiel und Lübeck. Bietet Aufklärungs-, Bildungs- und Antidiskriminierungsworkshops zu sexueller und geschlechtlicher Vielfalt für Schulen, Sportvereine, Jugendzentren und andere Jugendeinrichtungen.
Adresse: www.schlau-sh.de

ÖSTERREICH

Courage* Beratungsstelle

Partnerschafts-, Familien- und Sexualberatungsstelle für Beziehungen und Sexualität, Gewalt und sexuelle Übergriffe. Die Beratungsstelle bietet kostenlose und anonyme Beratung für Lesben, Schwule, Bisexuelle, Transgender und ihre Angehörigen an. Der Verein ist bundesweit tätig.
Adresse: www.courage-beratung.at

TTA – Transgender Team Austria

Beratungsstelle für transidente Menschen und deren Angehörige. Hilfestellung beim Coming-out, bei Mobbing oder der Jobsuche. Das Team unterstützt bei der Suche nach den richtigen Ärzt*innen, Therapeut*innen oder Gleichgesinnten.
Adresse: transgender-team.at

Queermed

Verzeichnis von queer- und transfreundlichen Ärzt*innen und Therapeut*innen.
Adresse: www.queermed.at/2020/11/17/beratungsstellen/

Aids-Hilfen Österreich

Verzeichnis aller Aids-Hilfen und Beratungsstellen in Österreich.
Adresse: www.aidshilfen.at

SCHWEIZ

Du bist du

Beratungsstelle für sexuelle, romantische Orientierung und Geschlechtsidentität, ehrenamtliche LGBTQIA*-Berater*innen stehen zur Verfügung. Außerdem werden Wissensvermittlung und Workshops für Fachpersonen angeboten. Der Verein engagiert sich für Sensibilisierung und setzt sich gegen Diskriminierung ein.
Adresse: du-bist-du.ch

Pink Cross

Der Schweizer Dachverband der schwulen und bi Männer* vertritt die Interessen der gleichgeschlechtlichen Liebe in Politik und Gesellschaft und bietet Beratungen an.
Adresse: www.pinkcross.ch

TGNS – Transgender Network Switzerland

Anlaufstelle für alle Fragen und Informationen zum Thema Trans. Individuelle Beratung, Veranstaltungen für Gruppen, Unterstützung bei allen Abläufen. Beratende sind selbst trans, die Gespräche sind kostenlos, vertraulich und anonym. Zudem bietet der Verein Beratung für Angehörige und Berufsgruppen zur Gestaltung eines transfreundlichen Umfelds an.

Adresse: www.tgns.ch

GLOSSAR

Sexualität = rot
Präferenz = orange
Romantik = gelb
Geschlecht = grün
Geschlechtsidentität = blau
Audruck = lila
Sonstiges = rosa

Affäre: Eine sexuelle und/oder romantische Beziehung, bei der mindesten ein*e Beteiligte*r in einer Beziehung mit einer dritten Person steht.

Ally **(auch: Verbündete*r, Unterstützer*in, Fürsprecher*in)**: Eine Person, die selbst nicht zur LGBTQIA+-Community gehört, diese aber aktiv unterstützt.

Ambiromantik: Ein Mensch, der sich romantisch zu Personen hingezogen fühlt, die androgyn sind.

Androgyn: Kann als Geschlechtsidentität verwendet werden, wenn sich ein Mensch zwischen männlich und weiblich verortet und Elemente beider Geschlechter hat.

Androromantik: Ein Mensch, der sich zu Männern oder maskulinen Personen hingezogen fühlen (zum Beispiel geeignet für non-binäre Menschen, weil es nicht um das eigene Geschlecht geht).

Aromantik: Ein Mensch, der keine romantische Anziehung verspürt und sich nicht für romantische Beziehungen interessiert.

Asexuell: Ein Mensch, der keinen Sexualtrieb hat (nicht gleichbedeutend mit **sexueller** Abstinenz, unter bestimmten Umständen findet einvernehmlicher Sex statt).

Äußeres Coming-out: Man öffnet sich dem persönlichen Umfeld gegenüber und zeigt sich in seiner Identität.

Benching: Man wird quasi auf die Ersatzbank gesetzt: Das Date meldet sich immer mal wieder und schürt Hoffnung, dass sich etwas entwickeln könnte. Diese Absicht hat diese Person aber nicht, sie will sich bloß die Option offenhalten, dass sich etwas entwickeln könnte.

Binäre Identität: Die Person identifiziert sich als weiblich oder männlich.

Biologisches Geschlecht **(engl: sex)**: Biologische Geschlechtsmerkmale, zu denen Hormone, Geschlechtsorgane und Chromosomensatz gehören.

Bisexualität: Menschen, die sich vom gleichen und einem anderen Geschlecht angezogen fühlen.

Biromantik: Ein Mensch, der sich romantisch zu Personen zweier oder verschiedener Geschlechter hingezogen fühlt.

Breadcrumbing: Hier werden immer wieder Brotkrumen gereicht, jedoch ohne die Absicht dahinter, die Beziehung weiter zu vertiefen. Immer mal wieder eine liebe WhatsApp-Nachricht, Likes auf Social-Media-Profilen, gut klingende Pläne, doch am Ende verpufft alle Hoffnung.

Ceterosexualität: Menschen, die sich zu trans und/oder nicht binären Personen angezogen fühlen (dieses Label wird von manchen trans Personen kritisch gesehen, weil sie auf das Merkmal reduziert werden, trans zu sein).

Cis*identität: Das bei der Geburt zugewiesene Geschlecht entspricht dem eigenen, inneren Bild – *Cis-Mann* und *Cis-Frau*.

Closeted **(in the closet, deutsch: im Kleiderschrank)**: Wenn ein Mensch seine sexuelle Orientierung oder Geschlechtsidentität versteckt.

Coming out of the Closet **(deutsch: aus dem Kleiderschrank kommen)**: Sich outen

Christopher Street Day **(auch: CSD)**: In Gedenken an die Stonewall-Revolten vom 28. Juni 1969. Seit diesem Tag wird weltweit der Christopher Street Day gefeiert, um auf Diskriminierung aufmerksam zu machen und für die Gleichberechtigung zu kämpfen.

Crossdressing: Crossdressing bedeutet, Kleidung zu tragen, die mit den traditionellen Rollenbildern bricht und nicht zum eigenen Geschlecht passt.

Deadname: Abgelegter Name. **Deadnaming** bedeutet, eine trans Person mit ihrem abgelegten Namen anzusprechen. Geschieht dies bewusst, ist es ein diskriminierender Akt. Der abgelegte Name passt nicht zu dem Geschlecht, mit dem sich die trans Person identifiziert. Es besteht immer die Möglichkeit, die Person zu fragen, mit welchem Namen und Pronomen sie angesprochen werden möchte.

Demiboy: Eine Person, die sich überwiegend, aber nicht ausschließlich mit maskulinen Eigenschaften beschreibt.

Demigirl: Eine Person, die sich selbst überwiegend, aber nicht ausschließlich mit femininen Eigenschaften beschreibt.

Demiromantik: Ein Mensch, der erst eine romantische Anziehung entwickelt, nachdem er/sie eine starke emotionale Bindung zu der/den Person*en gebildet hat.

Demisexuell: Ein Mensch, der erst Lust verspürt, nachdem eine vertrauensvolle Bindung aufgebaut werden konnte.

dey/deren: Neopronomen, eingedeutscht, kommt von »they«

Diskriminierung: Ungleichbehandlung, Herabwürdigung, Benachteiligung von Menschen aufgrund ihrer Identität.

Dragking: Performt im Kontext einer Show oder Performance übertriebene Männlichkeit.

Dragqueen: Performt im Kontext einer Show oder Performance übertriebene Weiblichkeit.

Ehe für alle: gleichgeschlechtliche Ehe

em: Neopronomen

Femmeromantik: Ein Mensch, der sich romantisch zu Frauen oder weiblichen Personen hingezogen fühlen (zum Beispiel geeignet für non-binäre Menschen, weil es nicht um das eigene Geschlecht geht).

Feste Beziehung: Form der monogamen Beziehung, in der beide langfristig zusammen sein wollen, kann mit Kinderwunsch, Ehe und/oder gemeinsamem Haustier verbunden sein, muss aber nicht.

Fluid: Person, die keine feststehende Sexualität hat oder deren Sexualität sich ändern kann.

Freundschaft Plus **(oder: friends with benefits)**: Zwei Menschen, die eine Freundschaft verbindet, erweitern diese und haben Sex miteinander. Auf beiden Seiten gibt es keine Gefühle und keine Verpflichtungen, die Friendzone bleibt bestehen.

FtM: »female-to-male« – weiblich zu männlich.

Gay-Apps: Dating-Apps für homosexuelle Menschen.

Gay-Bar: Ursprünglich eine Location für homosexuelle Männer, heute sind alle queere oder queerfreundliche Menschen willkommen.

Gaydar: Zusammengesetzt aus »Gay« und »Radar«, beschreibt so etwas wie einen »siebten Sinn«, vermeintlich homosexuelle Menschen zu erkennen, bevor sie sich geoutet haben.

Gender Euphorie: Das Gefühl, wenn die eigene Geschlechtsidentität von außen bestätigt wird. Zum Beispiel, wenn das richtige Pronomen verwendet wird.

Gendergap: Geschlechtsspezifische Ungleichheit

Gendern: Geschlechtergerechte Formulierungen im Sprachgebrauch.

Geoutet werden: Jemand wird ohne dessen Einverständnis von einem/einer unbeteiligtem/unbeteiligten Dritten als queer bezeichnet.

Geschlechterrolle: Summe aller Verhaltensweise eines bestimmten Geschlechts, die von einer Kultur als typisch bezeichnet und/oder akzeptiert wird.

Geschlechtsangleichende Operation: Chirurgischer Eingriff, bei dem die biologischen Geschlechtsteile der Geschlechtsidentität angepasst werden.

Geschlechtsidentität: Das innere Wissen, mit welchem Geschlecht man sich identifiziert.

Ghosting: Der Mensch, den man gerade datet, verschwindet spurlos und ohne erklärende oder verabschiedende Worte von der Bildfläche. Besser ist es, eine kurze Nachricht zu hinterlassen, dass man das Treffen schön fand, aber kein Interesse an weiteren Dates hat.

Grausexuell: Ein Mensch, der in geringerem Maße Lust verspürt und eine bestimmte Konstellation benötigt.

Hate Speech **(auch: Hasskommentare)**: Kommentare und Posts, die zum Ziel haben, die Person, die den Beitrag verfasst hat, zu diskriminieren, lächerlich zu machen, zu bleidigen oder zu erniedrigen.

hen: Neopronomen, kommt aus dem Schwedischen

Heteronormativität: Verbreitete Sichtweise in der Gesellschaft, dass Heterosexualität und binäre Geschlechterordnung die Norm darstellen.

Heterosexualität: Menschen, die sich vom anderen Geschlecht angezogen fühlen.

Heteroromantik: Mensch, der sich romantisch nur zu Personen des anderen Geschlechts hingezogen fühlt.

HIV **(auch: Aids, Humanes Immundefizienz-Virus oder »Menschliches Immunschwäche-Virus«)**: Eine Immunerkrankung, die über sexuellen Kontakt übertragen werden kann.

Homoromantik **(auch: gleichgeschlechtliche Liebe)**: Mensch, der sich romantische nur zu Personen des eigenen Geschlechts hingezogen fühlt.

Homosexualität: Menschen, die sich vom gleichen Geschlecht angezogen fühlen (auch gay, lesbisch, schwul).

Identität: Gesamtes inneres Bild, das ein Mensch von sich selbst hat. Es umfasst Geschlechtsidentität, sexuelle Identität, Herkunft, Alter, Sprache, Bildung.

Inneres Coming-out: Man wird sich darüber bewusst, von welchem Geschlecht man sich angezogen fühlt oder in welchem Geschlecht man sich wohl fühlt. Die innere Gewissheit, queer zu sein.

Intergeschlechtlichkeit **(auch: Inter, Intergender)**: Biologische Geschlechtsausprägung, die weder eindeutig männlich noch eindeutig weiblich ist.

LAT-Beziehung: »Living apart together« – das Paar genießt Freiheiten, be-

wahrt Autonomie und Unabhängigkeit, und hat trotzdem eine Partnerperson, mit der Nähe geteilt wird.

LGBTQIA+: Kommt aus dem Englischen und ist die Abkürzung für: Lesbian, Gay, Bisexual, Transgender, Queer, Intersexual, Asexual. Das **Plus** steht für weitere Sexualitäten und Identitäten.

Lose Beziehung: Der Fokus dieser Art von Bindung liegt auf persönlicher Entwicklung und eigenem Freiraum. Körperliche Nähe und Sexualität teilt man mit einer anderen Person.

Misgendering: Wenn Menschen nicht so angesprochen werden, wie es zu ihrem Geschlecht passt und Pronomen und/oder Anrede falsch gewählt wird. Es kann ein bewusster, diskriminierender Akt sein oder eine unbewusste, unbeabsichtigte Verletzung.

Monogame Beziehung **(oder: Paarbeziehung)**: Zwei liebende Personen gehen eine Beziehung ein, es verbindet sie eine gemeinsame, exklusive Sexualität und eine freundschaftliche Ebene.

Mosting: Erst überschüttet dich dein Date mit viel Aufmerksamkeit, dann ghostet dich diese Person.

MtF: «male-to-female« – männlich zu weiblich. Begriff wird vor allem im medizinischen und rechtlichen Kontext verwendet.

Neopronomen: Pronomen für geschlechtsneutrale Ansprache

Non-binäre Identität **(auch: Genderqueer)**: Sammelbegriff für Menschen, die sich nicht ausschließlich als männlich oder weiblich identifizieren. Die Identifikation kann stabil oder genderfluid sein, wenn es sich stetig wandelt.

Offene Beziehungen / Offene Ehe: Ein Paar entscheidet gemeinsam, die Beziehung sexuell zu öffnen, meistens zu vorab festgelegten Regeln. Das Paar verbindet emotionale Treue, und es gewährt sich sexuelle Abenteuer mit anderen Personen.

Omnisexualität: Menschen, die sich von allen Geschlechtern angezogen fühlen. Sie haben keine Präferenz für ein bestimmtes Geschlecht.

One-Night-Stand: Einmalige Begegnung, die mit unverbindlichem Sex einhergeht.

On-Off-Beziehungen: Ein Paar, das sich trotz Trennungen immer wieder versöhnt. Es kann sein, dass ein ewiger Kreislauf entsteht und es dem Paar weder gelingt, eine stabile Partnerschaft noch ein Ende zu finden.

Pangender: Mensch, der sich mit allen Geschlechtsidentitäten identifiziert.

Pansexualität: Menschen, die sich zu allen Geschlechtern angezogen fühlen, für sie basiert die Anziehung nicht auf dem Geschlecht einer Person.

Panromantik: Mensch, der seine romantische Anziehung nicht vom Geschlecht der anderen Person abhängig macht.

Passing: Die Geschlechtsidentität wird von anderen akzeptiert. Das Geschlecht der Person wird so gelesen, wie sie gesehen werden möchte.

Polyamore Beziehung: Person hat Liebesbeziehungen mit mehreren Personen, bei denen es keine Exklusivität gibt, weder auf emotionaler noch sexueller Ebene.

Polysexualität: Menschen, die sich zu mehreren, aber nicht allen Geschlechtern angezogen fühlen.

Polyromantik: Mensch, der sich zu Menschen mehrerer Geschlechter romantisch angezogen fühlt.

Pride: bedeutet Stolz und betont, dass jeder Mensch stolz auf sich sein kann und niemand sich verstecken muss.

Pride Month: In Gedenken an die Stonewall-Revolten vom 28. Juni 1969. Es finden weltweit Demos und Veranstaltungen als Zeichen für Toleranz und gegen Diskriminierung statt.

Privatsphäre: Persönliches Lebensumfeld, das vom Grundgesetz geschützt ist.

Queer: Umfasst alle Menschen, die sich nicht in die Heteronormativität einordnen wollen oder können. Damit ist die Geschlechtsidentität, die sexuelle Orientierung und die Präferenz gemeint.

Questioning: Bezeichnet Menschen, die noch nicht ihr passendes Label gefunden haben. Sie sind noch auf der Suche nach der richtigen Beschreibung ihrer Sexualität und/oder Geschlechtsidentität.

Regenbogenfahne: Positives Symbol für queere Community, das in den 1970er-Jahren in San Francisco entwickelt wurde.

Regenbogenfamilie: Queere Eheleute oder Partnerschaften, die leibliche Kinder haben, Kinder adoptieren oder in Pflege nehmen.

Romantische Orientierung: Kann als Gradmesser dafür verwendet werden, in welche Menschen man sich verliebt und mit wem man vorstellen kann, eine Beziehung zu führen.

RuPaul: Bekannte US-amerikanische Dragqueen

Sapiosexuell: Mensch, der Lust bei intelligenten Menschen verspürt und die Art zu denken lustvoller findet als Aussehen.

Sexuelle Orientierung: Bezieht sich auf das Geschlecht des Menschen von dem man sich romantisch und/oder sexuell angezogen fühlt.

Sexuelle Präferenz: Sexuelle Vorlieben, Neigungen, Wünsche und Fantasien. Kann sich auf Sexualpartner*innen, Hilfsmittel und sexuelle Praktiken beziehen.

sich outen: Ein selbstbestimmter Akt. Ein aktives Gespräch des Coming-outs, indem man sich dem Gegenüber zeigt.

sier: Neopronomen, eine Verschmelzung von »sie« und »er«

Soziales Geschlecht **(engl: gender)**: Kulturell und sozial geprägte Verhaltensweisen, die sich auf die Geschlechtsidentität beziehen.

Spektrasexualität: Menschen, die sich von Personen angezogen fühlen, die sich auf einem Spektrum befinden.

Szene **(auch: Community)**: Die Gesamtheit aller queeren Individuen, Organisationen und Institutionen. Das verbindende Element ist, dass sich alle gemeinsam für soziale und politische Ziele einsetzen.

Trans*identität **(auch: Transgender)**: Das innere Bild, die Identität, entspricht nicht dem biologischen Geschlecht, das bei der Geburt zugewiesen wurde – *trans Mann* und *trans Frau*.

Transition: Prozess, bei dem soziale, körperliche und/oder juristische Änderungen vorgenommen werden, um die eigene Geschlechtsidentität nach außen kommunizieren zu können. Dazu können geschlechtsangleichende Operationen, Hormontherapien, Namensänderungen oder ein anderer Kleidungsstil gehören.

Travestie: Die Person übernimmt eine Rolle des anderen Geschlechts im Rahmen eines Schauspiels/einer Show.

WlW: Woman loving Woman oder Women loving Women. Frauen, die Frauen lieben. Das schließt alle queeren Beziehungen zwischen Frauen ein.

xier: Neopronomen

Bibliografische Information der Deutschen Nationalbibliothek
Die Deutsche Nationalbibliothek verzeichnet diese Publikation in der Deutschen Nationalbibliografie. Detaillierte bibliografische Daten sind im Internet über http://dnb.d-nb.de abrufbar.

Für Fragen und Anregungen
info@rivaverlag.de

Originalausgabe
1. Auflage 2023

Türkenstraße 89
80799 München
Tel.: 089 651285-0
Fax: 089 652096

Redaktion: Annett Stütze
Umschlaggestaltung: Manuela Amode
Abbildungen: Thilo Stalbovs, shutterstock.com/Jo Best, Josie Elias, Julia Sanders, Kallyfactory, Michiru13, Sadie Mantell, Save nature and wildlife, Vector Archive, Vector bucket, vector illustration, VectorPlotnikoff
Layout: Katja Gluch
Satz: Satzwerk Huber, Germering
Druck: Graspo CZ, Tschechische Republik
Printed in the EU

ISBN Print 978-3-7423-2071-1
ISBN E-Book (PDF) 978-3-7453-1838-8
ISBN E-Book (EPUB, Mobi) 978-3-7453-1839-5